《中医非物质文化遗产临床经典读本》

第二辑

理虚元鉴

明·汪绮石◎著

十药神书

元·葛可久◎著

慎柔五书

明·胡慎柔◎撰

清·石震◎订正　顾元交◎编次

何振中◎校注

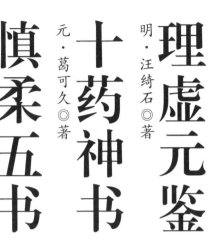

U0206187

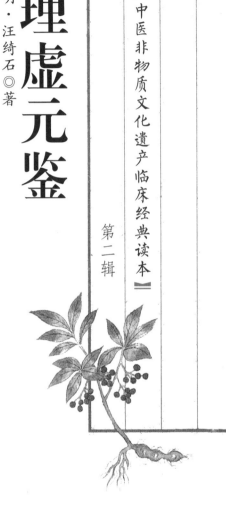

中国健康传媒集团

中国医药科技出版社

图书在版编目（CIP）数据

理虚元鉴 /（明）汪绮石著；何振中校注 . 十药神书 /（元）葛可久著；何振中校注 . 慎柔五书 /（明）胡慎柔撰；何振中校注 . — 北京：中国医药科技出版社，2020.7（2024.9重印）

（中医非物质文化遗产临床经典读本 . 第二辑）

ISBN 978-7-5214-1725-8

Ⅰ . ①理… ②十… ③慎…　Ⅱ . ①汪… ②葛… ③胡… ④何…　Ⅲ . ①中医内科学—中国—古代　Ⅳ . ① R25

中国版本图书馆 CIP 数据核字（2020）第 060703 号

美术编辑　陈君杞
版式设计　也　在

出版　**中国健康传媒集团** | **中国医药科技出版社**
地址　北京市海淀区文慧园北路甲 22 号
邮编　100082
电话　发行：010 – 62227427　邮购：010 – 62236938
网址　www.cmstp.com
规格　880×1230mm 1/32
印张　6
字数　128 千字
版次　2020 年 7 月第 1 版
印次　2024 年 9 月第 2 次印刷
印刷　北京侨友印刷有限公司
经销　全国各地新华书店
书号　ISBN 978-7-5214-1725-8
定价　25.00 元

获取新书信息、投稿、为图书纠错，请扫码联系我们。

出版者的话

　　中国从有文献可考的夏、商、周三代，就进入了文明的时代。中国人认为自己是炎黄的子孙，若以此推算，中国的文明史可以追溯到五千年前。中华民族崇尚自然，形成了"天人合一"的信仰，中医学就是在这种信仰的基础上产生的一种传统医学。

　　中医的起源可以追溯到炎帝、黄帝时期，根据考古、文献记载和传说，炎帝神农氏发明了用药物治病，黄帝轩辕氏创造脏腑经脉知识，炎帝和黄帝不仅是中华民族的始祖，也是中医的缔造者。

　　大约在公元前1600年，商代的伊尹发明了用"汤液"治病，即根据不同的证候把药物组合在一起治疗疾病，后世称这种"汤液"为"方剂"，这种治病方法一直延续到现在。由此可见，中华民族早在3700多年前就发明了把各种药物组合为"方剂"治疗疾病，实在令人惊叹！商代的彭祖用养生的方法防治疾病，中国人重视养生的传统至今深入民心。根据西汉司马迁《史记》的记载，春秋战国时期的扁鹊秦越人善于诊脉和针灸，西汉仓公淳于意善于辨证施治。这些世代传承积累的医药知识，到了西汉时期已蔚为大观。汉文帝下诏命刘向等一批学者整理全国的图书，整理后的图书分为六大类，即六艺、诸子、诗赋、兵书、术数、方技，方技即医学。刘向等校书，前后历时27年，是对中国历史文献最

1

为壮观的结集、整理、研究，真正起到了上对古人、下对子孙后代的承前启后的作用。后之学者，欲考中国学术的源流，可以此为纲鉴。

这些记载各种医学知识的医籍，传之后世，被尊为经典。医经中的《黄帝内经》，记述了生命、疾病、诊疗、药物、针灸、养生的原理，是中医学理论体系形成的标志。这部著作流传了2000多年，到现在，仍被视为学习中医的必读之书，且早在公元7世纪，就传播到了周边一些国家和地区，近代以来，更是被翻译成多种语言，在世界许多国家广泛传播。

经方医籍中记载了大量以方治病和药物的知识，其中有《汤液经法》一书，相传是伊尹所作。东汉时期，人们把用药的知识编纂为一部著作，称《神农本草经》，其中记载了365种药物的药性、产地、采收、加工和主治等，是现代中药学的起源。中国历代政府重视对药物进行整理规范，著名的如唐代的《新修本草》、宋代的《证类本草》。到了明代，著名医学家李时珍历经30余年研究，编撰了《本草纲目》一书，在世界各国产生了广泛影响。

东汉时期的张仲景，对医经、经方进行总结，创造了"六经辨证"的理论方法，编撰了《伤寒杂病论》，成为中医临床学的奠基人，至今仍是指导中医临床的重要文献。这部著作早在公元700年左右就传到日本等国家和地区，一直受到重视。

西晋时期，皇甫谧将《素问》《针经》和《黄帝明堂经》进行整理，编纂了《针灸甲乙经》，系统地记录了针灸的理论与实践，成为学习针灸的经典必读之书，一直传承到现在。这部著作也被翻译成多种语言，在世界各地广泛传播。

中医学在数千年的发展历程中，创造积累了丰富的医学理论与实践经验，仅就文献而言，保存下来的中医古籍就有1万余种。中医学独特的思想与实践，在人类社会关注健康、重视保护文化多样性和非物质文化遗产的背景下，显现出更加旺盛的生命力。

中医药学与中华民族所有的知识一样，是"究天人之际"的学问，所以，中国的学者们信守着"究天人之际，通古今之变，成一家之言"的至理。《素问·著至教论》记载黄帝与雷公讨论医道说："而道，上知天文，下知地理，中知人事，可以长久。以教众庶，亦不疑殆。医道论篇，可传后世，可以为宝。"这段话道出了中医学的本质。中医是医道，医道是文化、是智慧，《黄帝内经》中记载的都是医道。医道是究天人之际的学问，天不变，道亦不变，故可以长久，可以传之后世，可以为万世之宝。

医道可以长久，在医道指导下的医疗实践，也可以长久。故《黄帝内经》中的诊法、刺法至今可以用，《伤寒论》《金匮要略》《备急千金要方》《外台秘要》的医方今天亦可以用，《神农本草经》《证类本草》《本草纲目》的药今天仍可以用。

或许要问，时间太久了，没有发展吗？不需要创新吗？其实，求新是中华民族一贯的追求。如《礼记·大学》说："苟日新，日日新，又日新。"清人钱大昕有一部书叫《十驾斋养新录》，他以咏芭蕉的诗句解释"养新"之义说："芭蕉心尽展新枝，新卷新心暗已随，愿学新心养新德，长随新叶起新知。"原来新知是"养"出来的。

中华民族"和实生物，同则不继"的思想智慧，与当今国际社会提出的保护和促进文化多样性、保护人类的非物质文化遗产的需求相呼应。世界卫生组织2000年发布的《传统医学研究和评价方法指导总则》中，将"传统医学"定义为"在维护健康以及预防、诊断、改善或治疗身心疾病方面使用的各种以不同文化所特有的理论、信仰和经验为基础的知识、技能和实践的总和"，点明了文化是传统医学的根基。习近平总书记深刻指出："中医药学是中国古代科学的瑰宝，也是打开中华文明宝库的钥匙。"这套丛书的整理出版，也是为了打磨好中医药学这把钥匙，以期打开中华文明这个宝库。

希望这套书的再版，能够带您回归经典，重温中医智慧，获得启示，增添助力！

中国医药科技出版社

2019 年 6 月

总目录

理虚元鉴

明·汪绮石◎著

何振中◎校注

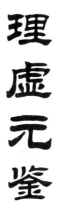

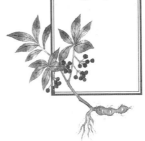

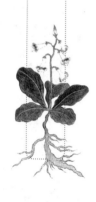

内容提要

　　《理虚元鉴》（二卷），明·汪绮石撰，约刊于1644年。绮石身世无考，姓佚，一说姓汪，后人多从此说。卷上介绍虚劳理论基础如虚劳各症的诊断、病因及辨析、治法；卷下记述治疗虚劳的主方、用药法则、用药宜忌等。本书是一部虚劳证治专著。绮石提出治疗虚劳的"三本"（即本于肺、脾、肾三脏）和"二统"（即统分阳虚、阴虚二种）被后世奉为治虚劳的圭臬。

校注说明

    本书点校的底本：中国中医科学院图书馆藏明·汪绮石撰《理虚元鉴》（二卷），清光绪二年丙子（1876）仁和葛氏刻本。主校本：明·汪绮石撰《理虚元鉴》（二卷），清乾隆辛卯小春月刻味研堂藏板（见《续修四库全书》第 1006 册）；参校本：中国中医科学院中国医史文献研究所图书室藏明·汪绮石撰、清·陆懋修重订绮石《理虚元鉴》（五卷），清宣统一年己酉（1909）冰龛铅印本（书中所引简称"陆懋修刊本"）；明·汪绮石原著、古吴柯怀祖德修氏订、同里华曦宝旭氏正、邓县曹赤电炳章圈点《理虚元鉴》，清末曹炳章原编《中国医学大成》第十九册，上海科学技术出版社重刊订正本，1990 年。

    凡书中原文错误之处均作改正，并于注释中标明所改之处及改正依据。书中出现繁体、俗体、异体字或通假字，均据文义及校本径自改作常用简化字，不出注解；如"洩"作"泄"，"獘"作"弊"，"輠"作"辋"，等。

校注者

2020 年 1 月

陈　序①

　　岁甲戌，予守毗陵，得一士，柯子心斋。其先世浙慈人也，家传忠厚，多业医者，令祖锦堂先生，侨寓锡邑之鹅湖，遂家焉。心斋性聪颖，倜傥不附时俗，文章有奇气，精书法，兼通家学，隐识为远到材，迄今二十载矣。一衿潦倒，蹭蹬场屋，岂为②其爱博而不专欤？顾多才者多艺，不相妨也，遇合会有时耳。予患头风，访医仰③药，无纤毫之效。心斋诊予脉，乃云治病不求其本，真为头痛治头。缘制一方，却与所患不相涉，服后痛渐愈，不啻陈琳之檄。及见伊令伯德修所刻《理虚元鉴》，因知心斋制方之意之所由来也。德修柯君，虽未晤言，其学业之渊博④，已于所订者窥见一斑。且是书沉埋剥蚀，历有年所，当世不知有是书，即见之，谁复知为绮石作者。今柯君⑤不掠美，以付剞劂，

────────────────

①　按：以下"陈序""华序""柯序"均出于乾隆辛卯小春月刻味研堂藏板。

②　为：原文缺，据陆懋修刊本补。

③　仰：陆懋修刊本作"尝"。

④　渊博：陆懋修刊本作"深"。

⑤　柯君：陆懋修刊本作"德修"。

参订而表彰之①，更可见其用心之厚矣。噫！学固贵崇其本，业必有待乎时，不独医道也。是为序。

时乾隆三十六年岁次辛卯嘉平月

阆中陈焱晋亭氏题于姑苏署次②

---

① 以付剞劂，参订而以表彰之：陆懋修刊本作"参订以表彰之，遂付剞劂"。

② 署次：陆懋修刊本作"官廨"。

华　序

　　余年未三十，获交柯君德修，今六十有九矣。君业医，余喜地学，辄谈论天下技术，地关一家休咎，医关一人死生。钝根人求名不成，改业图利，相地习医，自误误人，曷有底耶！然地误廿载后，医误旦夕间耳。君天姿颖敏，幼就塾同学，分授经，悉耳熟背诵，故潜心医学，得深造焉。本世医，复从明师指授，探源溯流，广搜博记，多购未见书，绮石^①《理虚元鉴》，其一也。君于疑难症立辨，制方不停睫，案简当，老医摄服。入都，名大振，医院诸人避席。太原守病邀入幕，山右抚司^②以下，咸以扁、卢目之。君善导引，长余数岁，健食如虎咽，步履捷于少壮人。余日就衰颓，每以屏俗缘，毋懈元^③功为勗。君之邃于医，不但贯串诸家，得于静悟者尤多，尝^④来余家剧谈不厌，延治者急甚，久之乃去。今欲刻《理虚元鉴》公诸世，余四十余年知己也^⑤，述其概，弁诸简端。

　　　　　乾隆三十六年岁次辛卯三月朔日牛毛道人华杰撰

---

① 先生：原文缺，据陆懋修刊本补。
② 司：陆懋修刊本作"军"。
③ 元：原作"系"，据陆懋修刊本改。
④ 尝：原文缺，据陆懋修刊本补。
⑤ 也：原文缺，据陆懋修刊本补。

柯　序

医学祖《灵》《素》《难经》，而方不传。制方首推仲景，嗣后各立一说。仲景治冬寒，而河间明温暑，洁古理脾胃，东垣讲内伤，子和攻痰饮，丹溪究阴虚，六家为医学之宗主。王安道以冬寒分出中寒、伤寒；巢元方以温暑分出热病、中暑；罗谦甫以内伤分出劳伤、食伤；隐君以痰饮分出湿痰、燥痰；叔和以阴虚分出真阴、真阳。其论尤为明晰。古人立说，各具一长。合其所长，乃称全璧。余遍观诸家，虚症犹未尽厥奥。雍正乙巳仲秋，购得绮石先生《理虚元鉴》，实发前人所未发。其治阴虚，主清金，肺为五脏之天也；治阳虚，主健中，脾为百骸之母也。其方甚简，药味无多。《神农本经》药三百六十五种，效法周天度数。仲景一百十三方，取《本经》药九十一种，入《伤寒论》中。或合经之大纲，或合经之一目，乃详于伤寒，推及诸病也。绮石先生独详于虚劳，盖风、寒、暑、湿，多乘虚而入，正气固，则受病少，治虚劳是治其本也，诸病其余事耳。余素留心于六气司天，主客进退，乘除偏胜，而人病焉。不谙司天审病，误投药饵者过半，《元鉴》亦参及之，则绮石之论虚劳，犹仲景之论伤寒，非举一而废百也。韩昌黎谓孟子之功不在禹下，绮石岂在仲景下耶？医道大而微，不知天、地、人，不可与言医，不通儒、佛、仙，不可与言医。余浅昧，愧未贯彻，但愿业医者，广为搜讨，会其指归，则吾道幸甚！斯世幸甚！

乾隆岁次辛卯初夏古吴柯怀祖题于复韵斋

原　序

　　绮石先生医道高玄，虚劳一门，尤为独阐之宗。尝曰：人之禀赋不同，而受病亦异。顾私己者，心肝病少；顾大体者，心肝病多。不及情者，脾肺病少；善钟情者，脾肺病多。任浮沉者，肝肾病少；矜志节者，肝肾病多。病起于七情，而五脏因之受损。先生悯世人之病虚劳者，委命于庸医，而轻者重，重者危，深可痛伤。特校昔贤之书几千百家，如四时各司一气之偏，未逢元会。乃伏读《素》《灵》而启悟门，得其要领，参订补注，集成①一书。辨症因，详施治，审脉法，正药讹，精纯邃密，后岐黄而启发者也。其功岂浅鲜哉！奈书成身殁，易箦之时②，犹谆谆以斯世之责，至嘱于两世兄及诸门下士，而不肖亦与闻遗命焉。今先生虽逝，而道在人间。长君伯儒，能读其书；次君东庵，能继其志；犹子济明及门下武林君宾沈子，能广其传。然则先生固未尝逝也。先生不忍后世病此者，夭折而莫救，故临终以山中宰相事业，专付仲君。仲君会世变，遂弃棘闱，而潜心于箕裘之绍。是书之成，实其发明者居多，所恨身丁丧乱，受梓无人，大惧淹没先生之德。是望后之仁人君子，体先生之心，登此书于梨枣而广传之，则吾侪幸甚。天下后世，读其书饮其泽者幸甚。

受业赵何宗田氏谨识

----

① 成：原作"一"，据乾隆辛卯小春月刻味研堂藏板补。

② 时：原作"日"，据乾隆辛卯小春月刻味研堂藏板补。

目　录

🪷 卷下

卷 上

治虚脉法总括

脉来缓者为虚，软、微、弱皆虚也。弦为中虚；细而微者，气血皆虚；小者，气血皆少。又脉芤血气脱，沉、小、迟者，脱气。以上皆劳倦之脉，虚怯劳热之症也。又微而数者，为虚热；微而缓滑者，为虚痰。

治虚脉法分类

一、心肾不交，两寸弦数，两尺涩。《纪传》曰：左寸脉迟，心虚；右寸微滑，精气泄。

二、梦泄遗精，尺、寸脉迟而涩。心肾不交，梦淫精泄，真元耗散，不寿之征。又曰：寸数脾弦，两尺细数，精离位。青年左尺微涩，色欲伤。《正传》曰：诸芤、动、微紧，男子失精，女鬼交；心脉短小，梦遗精；尺数，相火炽而遗。

三、漏精，右尺弱如发细，天精摇摇，寒精自出，马口有黏腻之累，房事不久，绝孕。

四、肾痹，寸虚弱而涩，尺沉细而数。

五、夜热，微弦虚数，或沉或涩，软弱而细。

六、骨蒸，数大，或滑、急、促、细而数。

七、干咳嗽，左寸涩数，右大急数。

八、虚痰嗽，软细弱，气口微细而数，或滑大而虚。

九、血虚痰火，左寸涩而弦数，右寸虚大而滑，或数而涩，尺中虚涩。又曰：细而紧数，细则血虚，数必咳嗽，紧则为寒。寒因血虚，而客于肺经，反而作热，故脉数而咳嗽也。

十、咳嗽痰中带血珠，右寸滑而数，或濡而弱，即煎厥之症。

十一、咳嗽带血，寸数而大，或滑而紧急，关、寸弦而涩，即煎厥。

十二、劳嗽吐血、咳血、呕血、咯血，即薄厥。脉得诸涩、濡，为亡血，芤为失血，涩为血少。际氏曰：心脉涩，肺脉虚，或芤或迟，为亡血失精。呕者，兼胃火。《脉经》云：吐血唾血，脉滑小弱者生；实大者死。唾血，坚强者死；濡滑者生。

十三、传尸劳，《脉经》云：男子平人，脉滑大为劳极，虚涩亦为劳。

十四、气口脉弦而数者，脉痿也。

十五、六脉软弱，阳虚极也。

治虚三本

治虚有三本，肺、脾、肾是也。肺为五脏之天，脾为百骸之母，肾为性命之根，治肺、治脾、治肾，治虚之道毕矣。夫东垣发脾胃一论，便为四大家之首；丹溪明滋阴一着，便为治劳症之宗；立斋究明补火，谓太阳一照，阴火自弭。斯三先生者，皆振古之高人，能回一时之习尚，辟岐黄之心传者。然皆主于一偏，而不获全体之用。是以脾胃之论，出于东垣则无弊，若执东垣以治者，未免以燥剂补土，有拂于清肃之肺金。滋阴之说，出于丹溪已弊，若执丹溪以治者，全以苦寒降火，有碍于中州之土化。至于"阳常有余，阴常不足"，此实一偏之见，难为古人讳者，而后人沿习成风，偏重莫挽，凡遇虚火虚热、阴剧阳亢之疾，辄以黄柏补肾、知母清金，未能生肾家真水，而反以熄肾家真火。夫肾者，坎象，一阳陷于二阴之间。二阴者，真水也；一阳者，真火也。肾中真水，次第而上生肝木，肝木又上生心火；肾中真火，次第而上生脾土，脾土又上生肺金。故生人之本，从下而起，如羲皇之画卦然。盖肾之为脏，合水火二气，以为五脏六腑之根。真水不可灭，真火独可熄乎？然救此者，又执立斋补火之说，用左归、右归丸，不离苁蓉、鹿茸、桂、附等类，而不顾其人之有郁火无郁火，有郁热无郁热，更不虑其曾经伤肺不伤肺。夫虚火可补，理则诚然。如补中益气汤，用参、芪、术、草之甘温，以除大热。然苟非清阳下陷，犹不敢轻加升、柴、归、姜辛热之品，乃反施之郁火郁热之症，奚啻抱薪救火乎！余唯执两端以用中，合三部以平调。一曰清金保肺，无犯中州之土，此用丹溪而不泥于丹溪也。一曰培土调中，不损至高之气。此用东垣而不泥于东垣也。一曰金行清化，不觉水自流长。乃金水于一致也。三脏既治，何虑水火乘时，乃统五脏以同归也。但主脾、主肾，先贤颇有发明，而清金保肺一着，尚未有透达其精微者，故余于论肺也独详。此治劳之三本，宜先切究也。

治虚二统

治虚二统，统之于肺、脾而已。人之病，或为阳虚，或为阴虚。阳虚之久者，阴亦虚，终是阳虚为本；阴虚之久者，阳亦虚，终是阴虚为本。凡阳虚为本者，其治之有统，统于脾也；阴虚为本者，其治之有统，统于肺也。此二统者，与前人之治法异。前人治阳虚者，统之以命火，八味丸、十全汤之类，不离桂、附者是；前人治阴虚者，统之以肾水，六味丸、百补丸之类，不离知、柏者是。余何为而独主金、土哉？盖阴阳者，天地之二气，二气交感，乾得坤之中画而为离，离为火；坤得乾之中画而为坎，坎为水。水火者，阴阳二气之所从生，故乾坤可以兼坎离之功，而坎离不能尽乾坤之量。是以专补肾水者，不如补肺以滋其源，肺为五脏之天，孰有大于天者哉？专补命火者，不如补脾以建其中，脾为百骸之母，孰有大于地者哉？

阳虚三夺统于脾[①]

就阳虚成劳之统于脾者言之，约有三种：曰夺精，曰夺气，曰夺火。气为阳，火者阳气之属，精者水火之兼。色欲过度，一时夺精，渐至精竭。精者，火之原，气之所主。精夺，则火与气相次俱竭。此夺精之兼火与气也。劳役辛勤太过，渐耗真气。气者，火之属，精之用。气夺，则火与精连类而相失。此夺气之兼火与精也。其夺火者，多从夺精而来，然亦有多服寒

————

① 阳虚三夺统于脾：陆懋修刊本作"阳虚之症统于脾"。

药，以致命火衰弱，阳痿不起者。此三种之治，夺精、夺火主于肾，夺气主于脾。余何为而悉统于脾哉？盖阳虚之症，虽有夺精、夺火、夺气之不一，而以中气不守为最险。故阳虚之治，虽有填精、益气、补火之各别，而以急救中气为最先。有形之精血不能速生，无形之真气所宜急固，此益气之所以切于填精也。回衰甚之火者，有相激之危；续清纯之气者，有冲和之美。此益气之所以妙于益火也。夫气之重于精与火也如此，而脾气又为诸火之原，安得不以脾为统哉？余尝见阳虚者，汗出无度，或盛夏裹绵，或腰酸足软而成痿症，或肾虚生寒，木实生风，脾弱滞湿，腰背难于俯仰，胕股不可屈伸，而成痹症；或面色皎白，语音轻微。种种不一，然皆以胃口不进饮食，及脾气不化为最危。若脾胃稍调，形肉不脱，则神气精血，可以次第而相生，又何有亡阳之虞哉？此阳虚之治，所当悉统于脾也。

阴虚之症统于肺

就阴虚成劳之统于肺者言之，约有数种，曰劳嗽，曰吐血，曰骨蒸，极则成尸疰。其症有兼有不兼；有从骨蒸而渐至劳嗽者；有从骨蒸而[1]渐至吐血者；有竟以骨蒸枯竭而死，不待成劳嗽者；有竟从劳嗽起，而兼吐血者；有竟从吐血起，而兼劳嗽者；有久而成尸疰者；有始终只一症，而或痊或毙者。凡此种种，悉宰于肺治。所以然者，阴虚劳症，虽有五劳、七伤之异名，而要之以肺为极则。故未见骨蒸、劳嗽、吐血者，预宜清金保肺；已见骨蒸、劳嗽、吐血者，急宜清金保肺；曾经骨

---

① 蒸而：原文作"渐"，据乾隆辛卯小春月刻味研堂藏板改。

蒸、劳嗽、吐血而愈者，终身不可亡护肺。此阴虚之治，所当悉统于肺也。

虚症有六因

虚症有六因：有先天之因，有后天之因，有痘疹及病后之因，有外感之因，有境遇之因，有医药之因。

因先天者，指受气之初，父母或年已衰老，或乘劳入房，或病后入房，或妊娠失调，或色欲过度。此皆精血不旺，致令所生之子夭弱，故有生来而或肾，或肝心，或脾肺，其根底①处先有亏，则至二十左右，易成劳怯。然其机兆，必有先现，或幼多惊风，骨软行迟；稍长读书，不能出声；或作字动辄手振，或喉中痰多，或胸中气滞，或头摇目瞬。此皆先天不足之征，宜调护于未病之先。或预服补药，或节养心力，未可以其无寒无热，能饮能食，并可应接世务，而恃为无惧也。即其病初起，无过精神倦怠，短气少力，五心烦热而已，岂知危困即在眉前也。

因后天者，不外酒色、劳倦、七情、饮食所伤。或色欲伤肾，而肾不强固；或劳神伤心，而心神耗惫；或郁怒伤肝，而肝弱不复调和；或忧愁伤肺，而肺弱不复肃清；或思虑伤脾，而脾弱不复健运。先伤其气者，气伤必及于精；先伤其精者，精伤必及于气。或发于十五、六岁，或二十左右，或三十上下，病发虽不一，而理则同归耳。

因痘疹及病后者，痘乃先天阳毒，疹乃先天阴毒。故痘宜益气补中，则阳毒之发也净，而终身少脾病；疹宜清散养荣，

---

① 底：原文作"蒂"，据乾隆辛卯小春月刻味研堂藏板改。

则阴毒之发也彻，而终身少肺病。苟致失宜，多贻后患。故凡后此脾泄胃弱，腹痛气短，神瘁精亏，色白足痿，不耐劳动，不禁风寒，种种气弱阳衰之症，皆由痘失于补也；凡肺风哮喘，音哑声嘶，易至伤风咳嗽等类，种种阴亏血枯之症，皆由疹失于清也。至于病后元气尚亏，更或不自重命，以劳动伤其气，以纵欲竭其精，顷间五脏齐损，恒致不救，尤宜慎之。

因外感者，俗语云：伤风不醒结成痨。若元气有余者，自能逼邪使出；或肾精素厚，水能救母；或素无郁火郁热，则肺金不得瘁伤。若此者，不过为伤风咳嗽，年老者，则为痰火而已，不至于成痨也。若其人或酒色无度，或心血过伤，或肝火易动，阴血素亏，肺有伏火，一伤于风，火因风动，则痨嗽之症作矣。盖肺主皮毛，风邪一感于皮毛，肺气便逆而作嗽。似乎伤风咳嗽，殊不经意，岂知咳久不已，提起伏火，上乘于金，则水精不布，肾源以绝，且久嗽失气，不能下接沉涵，水子不能救金母，则痨嗽成矣。

因境遇者，盖七情不损，则五痨不成，惟真正解脱，方能达观无损，外此鲜有不受病者。从来孤臣泣血，孽子坠心，远客有异乡之悲，闺妇有征人之怨，或富贵而骄逸滋甚，或贫贱而窘迫难堪。此皆能乱人情志，伤人气血。医者未详五脏，先审七情，未究五痨，先调五志，大宜罕譬曲喻，解缚开胶。荡逸者，惕之以生死；偏僻者，正之以道义；执着者，引之以洒脱；贫困者，济之以钱财。是则仁人君子之所为也。

因医药者，本非劳症，反以药误而成。或病非因感冒，而重用发散；或稍有停滞，而妄用削伐；或并无里热，而概用苦寒；或弱体侵邪，未经宣发。因其倦怠，骤患其虚，而漫用固表滋里，遂致邪热胶固，永不得解。凡此能使假者成真，轻者变重，所宜深辨也。

心肾论

夫心主血，而藏神者也；肾主志，而藏精者也。以先天生成之体论，则精生气，气生神；以后天运用之主宰论，则神役气，气役精。精、气、神，养生家谓之三宝。治之原不相离，故于滑精、梦泄，种种精①病者，必本于神治；于怔忡、惊悸，种种神病者，必本于气治。盖安神必益其气，益气必补其精。

心肾不交论

虚劳初起，多由于心肾不交，或一念之烦，其火翕然上逆，天癸摇摇，精离深邃。浅者梦而遗，深者不梦而遗，深之极者，漏而不止。其或症成骨痿，难于步履者，毕竟是少火衰微，则成阳虚一路，不为阴虚之症也。其单见心肾不交，滑精梦泄，夜热内热等候者，此为劳嗽之因，而未成其症也。其心肾不交，心火炎而乘金，天突急而作痒，咯不出，咽不下，喉中如有破絮粘塞之状，此劳嗽已成之症也。

心肾不交与劳嗽总论

在心肾不交之初，或梦泄滑精，体倦骨痿，健忘怔忡；或心脾少血，肝胆动焰，上冒下厥。种种诸症，但未至伤肺络成

---

① 精：原文作"情"，据乾隆辛卯小春月刻味研堂藏板改。

蒸热者，可用养心丸，或归脾丸主之。其养心丸内以石莲、肉桂，交心肾于顷刻；归脾丸内以龙眼、木香，甘温辛热之品，直达心脾，主补中而生血，引经文"主明下安"之义，以补火为治。故凡火未至于乘金，补火亦是生土之妙用，而何虑乎温热之不可从治也哉？若夫阴剧阳亢，木火乘时，心火肆炎上之令，相火举燎原之焰，肺失降下之权，肾鲜长流之用，以致肺有伏逆之火，膈有胶固之痰，皆^①畏非时之感，胸多壅塞之邪，气高而喘，咳嗽频仍，天突火燃，喉中作痒，咯咽不能，嗽久失气，气不纳于丹田，真水无以制火，于是湿挟热而痰滞中焦，火载血而厥逆清窍，伏火射其肺系，则能坐而不能卧，膈痰滞乎胃络，则能左而不能右。斯时急宜清金保肺，以宣清肃之令^②；平肝缓火，以安君相之位；培土调中，以奠生金之母；滋阴补肾，以遏阳光之焰。一以中和为治，补其虚、载其陷、镇其浮、定其乱、解其争、制其过、润其燥、疏其淹滞、收其耗散，庶有济也。若执补火之说，用辛热之品，与彼寒凉伤中者，异病而同治，岂不殆哉！

五交论

劳嗽吐血之症，其难于脾肺之交，不必遍论五脏，但取其要处言之。夫虚症总由相火上炎，伤其肺金，而相火寄于肝肾，故余于清金之外，再加白芍酸敛以收之，丹皮辛润以抑之，二物能制木之过，又能滋木之枯，此治金木之交也。至于木得火势，而上乘于金，金失降下之令，已不能浚水之源，木强土受

---

① 皆：原文作"背"，据乾隆辛卯小春月刻味研堂藏板改。

② 令：原文作"命"，据乾隆辛卯小春月刻味研堂藏板改。

其克，水寡于畏，亦乘风木之势而上乘，淆混于胸膈，而为痰涎，壅塞胶固，稠腻不可开，以碍清肃之化。此因木土不交，水又乘之而肆虐。粗工每以陈、半、香、朴，治痰之标，殊不知此乃水乘木火，而上泛为痰，比之杂症二陈所主之痰，天渊不同。余但于清金剂中，加牛膝、车前、泽泻，以导水下行，土自安位，金水平调，天地清肃矣。此调木土之交，及水土之变也。

吐血论

有不从劳嗽而吐血先之者，心火、肝木之为病主也。然又煎厥、薄厥之分。煎厥者，从阴虚火动，煎灼既久，血络渐伤，旋至吐血，其势较缓。薄厥者，薄乃雷风相薄之薄，心热为火，火热为风，风火相薄，厥逆上冲，血遂菀乱涌出，其势较急。煎厥单动于心，火不得风助，故无势而缓；薄厥兼动于肝火，火得风助，故有势而急。大抵性急多盛怒者，往往成薄厥。且是症也，又当防其瘀血渗入肺系，郁而不散，以至积阳为热，积阴为痊，喘嗽交加，病日以深，而成劳嗽也。大凡治吐血，宜以清金保肺为主，金令既肃，肝木得其平，而火自不敢肆。至于骨蒸之久，煎灼真阴，火炎伤肺，亦宜急救化源，庶乎水得所养，而火渐熄，不至为劳嗽之渐也。

红症初治法

吐红薄厥之症，初治用犀角地黄汤，不效者，以犀、地虽有凉血止血之功，而其力尚缓故也。凡吐血正涌之时，法宜重在止血，宜以炒蒲黄、炒侧柏叶、棕灰三味为主，佐以紫菀、犀角、地黄、白芍之类；若血势过盛不止者，再用清金散、碧玉丹，一坠其火即降；更不止，再加童便。甚至血势涌溢，并汤药无隙可进者，须以热酒濯其两足，自能引火下行，而血渐止，然后投以上药可也。

劳嗽症论

余于劳嗽症，尝列四候以为准。夫四候者，肺有伏逆之火，膈有胶固之痰，皆畏非时之感，胸多壅塞之气。然此四候，以肺火伏逆为主，余三候则相因而至。盖肺为五脏之天，司治节之令，秉肃清之化，外输精于皮毛，内通调乎四渎。故饮食水谷之精微，由脾气蒸发以后，悉从肺为主，上荣七窍，下封骨髓，中和血脉，油然沛然，施于周身，而何痰涎之可成哉？惟肺为火薄，则治节无权，而精微不布于上下，留连膈膜之间，滞而为痰，痰老则胶固而不可解，气无以宣之也。又肺主皮毛，外行卫气，气薄而无以卫外，则六气所感，怯弱难御，动辄受损，则本病而复标邪乘之。或本火标风，则风助火势，而清火易滞其气，驱风必燥其营；本火标寒，则寒火结聚，而散寒则火煽，降火必寒收；本火标暑，则暑火同气；本火标湿，则湿火交煎。虚劳一遇此等标邪触发，或兼伤寒，或兼疟痢，必至轻者重而重者危。故于时已至而气未至，时未至而气先至，或至而太过、至而不及等，皆属虚风贼邪，所宜急防之也。胸者，心肺交加之部，火炎攻肺，而气不得以下输，则气多壅塞，尤不当以宽胸理气之剂开之。总之，肺气一伤，百病蜂起，风则喘，痰则嗽，火则咳，血则咯，以清虚之脏，纤芥不容，难护易伤故也。故于心肾不交之初，火虽乘金，水能救母，金未大伤者，预当防维清肃之令，以杜其渐，而况劳嗽已成，可不以保肺为治哉！

劳嗽初治法

劳嗽初起时，多兼表邪而发。盖肺部既亏，风邪乘虚而入，风寒入肺，化为火邪，邪火与内火交灼，则肺金愈伤，而咳嗽因之不止。庸医但知劳嗽为内脏本病，而骤以芪、术益其气，归、地补其血，甚以白芍、五味、枣仁敛其邪，则邪气深滞，腠理胶固，而难拔矣。余凡遇此症，先以柴胡、前胡清理表邪，及桔梗、贝母、兜铃之类清润而不泥滞者，以清理肺金。或六七剂后，方用清凉滋阴之品，以要其终。但柴胡可多用几剂，前胡止可用一二剂，若表邪一清，柴胡亦须急去也。

干咳嗽论

干咳者，有声无痰，病因精血不足，水不济火，火气炎上，真阴燔灼，肺脏燥涩而咳也。丹溪云：此系火邪郁于肺中而不能发，水火不交所致，宜补阴降火。症从色欲来者，琼玉胶最捷。午后咳，阴虚也；黄昏咳，火气上感于肺也。

咳嗽痰中带血珠血丝

此症大约皆从郁火伤肺，肺金受邪，不能生水，水火不相济，则阴火亢阳，而为痰血凝结，火载上逆，乃煎厥之渐也。多因志节拘滞，预事而忧，或郁怒伤肝，或忧愤伤心，不能发

中医非物质文化遗产临床经典读本

泄而成。若不早治，肺金受伤之至，火盛血逆，成块成片，夹痰而出，有时无痰而出，轻则见于清晨，甚则时时频见，或拂郁愤怒，则随触随见，即煎厥也。不急治，则为薄厥，而病笃矣。

论劳嗽吐血能治不能治大旨

血症生死之辨，以大肉不消者，其病轻；大肉渐消者，其病重；若大肉脱尽者，万无生理。倘虚热已退，红症已止，痰嗽皆除，而大肉未消，或既消而脾胃犹强，药食滋补，大肉渐渐长起，则犹可治；设使仍前不长者，断然不可治，即使饮食自健，亦不过迁延时日而已。每见患怯之人，起居如常，正当进膳之时，执匕箸而去者，即此症也。凡患此症者，如心性开爽，善自调养，又当境遇顺适，则为可治；若心性系滞，或善怒多郁，处逆境而冤抑难堪，处顺境而酒色眷恋，又不恪信医药，死何疑焉？

虚劳内热骨蒸论

虚劳发热，皆因内伤七情而成。人之饮食起居，一失其节，皆能成伤，不止房劳一端为内伤也。凡伤久则荣卫不和而发热，热变蒸，蒸类不一。凡骨、脉、皮、肉、五脏、六腑皆能作蒸，其源多因醉饱后入房及忧思劳役，或病饮食失调，暨大喜、大怒、大痛、大泪、严寒、酷暑、房劳，不能调摄，邪气入内而成注。注之为言住也，外邪深入，连滞停住而不能去也。注不治则内变蒸，蒸失治则咳嗽、吐痰、咳血，而病危矣。故夜热、内热、虚热，为虚劳之初病，骨蒸、内热、潮热，则虚劳之本病也。宜及时调治，毋使滋蔓。治法以清金、养荣、疏邪、润燥为主，则热自退矣。

虚火伏火论

诸火可补火，诸热不可补火。又他脏有虚火可补火，肺脏有伏火不可补火。斯言实发前人未发之旨。何谓诸火可补火？火者，虚火也，谓动于气而未着于形。其见于症，易升易降，倏有倏无。其发也，尽有燎原之势，或面红颊赤，或眩晕厥冒，种种不同，而皆可以温润补肾之剂，以收其浮越，而引归于性根命蒂之中，补之可也。何谓诸热不可补火？热者，实热也。谓其先动于气，久而渐着于形，如烧热之物相似。其见于症，有定时，无定处，无升降，无变迁。其夜间准热，日间不热者，为夜热；其里面恒热，而皮肤未热者，为内热；其热如在骨髓间蒸出，而彻于皮肤者，为骨蒸劳热。此种种蒸热，有清法，无温理，补之不可也。何谓他脏有虚火可补火，肺脏有伏火不可补火？盖肺与四脏有别，如肝肾龙雷之火可补而伏，脾胃寒格之火可补而越，心家虚动之火可补而定，惟肺之一脏属金，金畏火克，火喜铄金，故清肃之脏最畏火。此言其脏质也。肺居膈上，其气清，其位高，火若上冲，则治节失令，而痰滞气塞，喘嗽交加，故至高之部极畏火。此以部位言之也。然或偶然浮越之火，犹不犯此禁，独至伏逆之火，出于阴虚阳亢，火乘金位，谓之贼邪。以其火在肺叶之下，故名伏；以其火只星星，便能使金令捍格，故名逆。凡若此者，症必胶痰固膈，吸短呼长，脉必细而数。细为血虚，数为火胜。此在少年为劳嗽之根，四十以外，为血虚痰火之兆。宜用清法，无用温理，其断不可补者也。

遗精梦泄论

精虽藏于肾，而实主于心。心之所藏者神，神安则气定，气为水母，气定则水澄，而精自藏于命门。其或思虑过度，则火水不交，快情恣欲，则精元失守。所以心动者神驰，神驰则气走，精逐而流也。且心主血，心血空虚，则邪火上壅，而淆其灵舍，于是神昏志荡，天精摇摇，淫梦交作，而精以泄。其甚者，不待梦而时泄。此时以降火之法治之，而火不可降，即以龙骨、牡蛎涩精之品施之，亦属随止随发。殊不知神不归舍，斯精不归元，故肾病当治其心，宜以养气安神为主，以润燥滋血之品为先，君火既安，相火自能从令，神清气爽，而精安有不固者哉？

人身之精，融化于周身，如树中胶汁，本无形质，至因情动摇，遂各成形质而出。其所出者，已为精之死物矣。是不独精出于肾然也，他如贪心动则津出，哀心动则泪出，愧心动则汗出，皆为精所施化，多出皆能伤精，但与遗精者相较，则感有浅深，质有厚薄，伤有轻重耳。

肾痹论

此即遗精痿症也。其初起于酒色不节，精血日竭，水火俱衰，肝风、脾湿、肾虚生寒，三气合聚而为肾痹。宗筋不能束，骨节常酸痛，足难步履，腰背难以俯仰，坐卧难支。总因倾尽真元，而筋骨日瘁也。法宜清气安神，以养心脾之血；润燥滋血，以归肝肾之阴。

白浊白淫论

白浊、白淫，从新久定名。初出茎中痛，而浓浊如膏，谓之白浊。久之不已，精微弱而薄，痛亦渐减，至后闻淫声、见女色，而精下流，清稀而不痛，则谓之白淫也。白浊全属火，至白淫，则火衰而寒胜矣。此因肾家元气降而不升，故粘丝带腻，马口含糊而不已。治法宜回阳气而使上升，固其精元而不使下陷，则病自止矣。外此有症非属虚，而湿热下注者，宜从丹溪治法。又有所求不遂，志意郁结而精泄，及气虚人精失，梦而遗者，皆非虚病也。

女人虚劳

女人虚劳，有得之郁抑伤阴者，有得之蓐劳者，有得之崩带者。其郁抑伤阴，虽以调肝为急，终是金能克木。蓐劳、崩带，虽以补肾为急，终是金能生水。此阴虚成劳，总不离乎清金以为治也。蓐劳非即是劳嗽，蓐劳重，然后伤肺，而劳嗽以成。治当以归脾、养荣，兼清金主之。别有气极一种，短气不能言者，却不在阳虚例，乃肺病也。此症虽陈皮，亦在所忌。

尸疰传尸劳等症

夫劳极之候，血虚血少，艰于流布，甚至血不脱于外，而但蓄于内，蓄之日久，周身血走之隧道，悉痹不流，而营分日虚，于是气之所过，徒蒸瘀血为热，热久则蒸其所瘀之血，化而为虫，遂成尸疰瘵症。其或因湿火蒸化，或因死痰渗入清窍而成，皆是类也。自此竭人之神气，养虫之神气，人死则虫亦死，其游魂之不死者，传亲近之一脉，附入血隧，似有如无，其后虫日荣长，人日凋瘁，而命随以毙。故传尸劳又与尸疰症不同，尸疰因虚损而成，若传尸，则在素无虚损之人，一传染，即现出劳怯候，或发热骨蒸，或咳嗽吐血、唇红面青等症者是。所传亦分五脏，在脾肠澼，在心吐血，在肝与肺则咳嗽也。治尸疰以清金养荣为本，其杀虫断祟，当以獭肝、獭爪、熊指、啄木等丹治之。至犯传尸者，一见其外症，唇红面青、骨蒸内热，饮食健啖，而人渐瘦不已者，必有虫也，治以獭爪百部丸主之。

虚劳当治其未成

患虚劳者，若待其已成而后治之，病虽愈，亦是不经风浪、不堪辛苦之人，在富贵者犹有生理，贫者终难保也。是当于其未成之先，审其现何机兆，中何病根，尔时即以要言一二语指示之，令其善为调摄，随用汤液十数剂，或用丸剂胶剂二三斤，以断其根，岂非先事之善策哉。

知节

节为节省之义。虚劳之人，其性情多有偏重之处，每不能搏节其精神，故须各就性情所失以为治。其在荡而不收者，宜节嗜欲以养精；在滞而不化者，宜节烦恼以养神；在激而不平者，宜节忿怒以养肝；在躁而不静者，宜节辛勤以养力；在琐屑而不坦夷者，宜节思虑以养心；在慈悲而不解脱者，宜节悲哀以养肺。此六种，皆五志七情之病，非药石所能疗，亦非眷属所可解，必病者生死切心，自讼自克，自悟自解，然后医者得以尽其长，眷属得以尽其力也。

知防

虚人再经不得一番伤寒，或一番痢疾，或半年几月疟疾，轻伤风感冒，亦不宜辄受。所以一年之内，春防风，又防寒；夏防暑热，又防因暑取凉，而致感寒；长夏防湿；秋防燥；冬防寒，又防风。此八者，病者与调理病人者，皆所当知，即医师亦须深明五运六气之理，每当时序推迁，气候偏重，即宜预为调摄挽救，以补阴阳造化之偏，而制其太过，扶其不足。经云：毋翼其胜，毋赞其复，闲其未然，谨其将然，修其已然。即此之谓也。

二护

寒从足起，风从肩俞、眉际而入。病者常护此二处，则风寒之乘于不意者少矣。其间有最紧要者，每当时气不佳之际，若肩背经络之间，觉有些少淅沥恶寒，肢节酸软拘束，周身振颤，立身不定光景，即刻断食一周；其稍重者，略散以煎剂，自脱然而愈。若时气初染，不自觉察，再加以饮食斗凑，经邪传里，轻者蒸灼几日，重者恒致大害。

三候

前者四季之防六气，本而防标之说也。若夫二十四候之间，有最与本症为仇者，其候有三：一为春初木盛火升；一为仲夏湿热令行；一为夏秋之交，伏火烁金。此三候中，如有一候未曾透过，虽嗽平吐止，火降痰宁，病者怡然，以为无事矣。而不知气候之相克，有在于寻常调燮之外者，一交三候，遂与本症大逆，平者必复，复者必深，深者不救。是惟时时防外邪、节嗜欲、调七情、勤医药，思患而预防之，方得涉险如夷耳！

二守

二守者，一服药，二摄养。二者所宜守之久，而勿失也。盖劳有浅深，治有定候。如初发病，尚轻浅，亦有不药，而但以静养安乐而自愈；稍重者，治须百日，或一年，煎百济丸、二料膏一服，便可断除病根。至于再发，则真阴大损，便须三年为期。此三年间，起于色者节欲，起于气者慎怒，起于文艺者抛书，起于劳倦者安逸，起于忧思者遣怀，起于悲哀者达观，如是方得除根。至于三发，则不可救矣。且初发，只须生地、元参、百合、桔梗之类，便可收功；至于再发，非人参不治。是在病者之尽其力而守其限，识所患之浅深近久，量根本之轻重厚薄，而调治之；勿躁急取效，勿惜费恣情，勿始勤终怠，则得之矣。

三禁

治劳三禁，一禁燥烈，二禁苦寒，三禁伐气是也。盖虚劳之痰，由火逆而水泛，非二陈、平胃、缩砂等所开之痰。虚劳之火，因阴虚而火动，非知、柏、芩、连、栀子等所清之火。虚劳之气，由肺薄而气窒，非青、枳、香、蔻、苏子等所豁之气。乃至饮食所禁，亦同药饵。有因胃弱而用椒、胡、茴、桂之类者，其害等于二陈；有因烦渴而啖生冷鲜果之物者，其害同于知、柏；有因气滞而好辛辣快利之品者，其害甚于青、枳。此三禁不可不知也。

四难

一家中如父母慈，兄弟友，夫妇挚而有别，僮仆勤而不欺，此四者在人而不在己，在本家而不在医师，故曰难也。夫治劳之浅者，百日收功；稍深者，期年为限；更深者，积三岁以为期。其日逾久，则恩勤易怠，其效难期，则厌弃滋生，苟非金石之坚，难免啧室之怨，一着失手，满盘脱空，虽非医师之过，而为医者，亦不可不知也。

劳伤非弱症

有平时心肾不亏，并无弱症，偶有房劳，猝然呕血者，其血从胃中来，不得以怯症论治。宜以分理安胃为主，不必用黄芩、花粉、元参等药之凉，亦不必用黄芪、白术、山药之补，只须柴胡、贝母、桔梗、泽泻、丹皮、白芍、麦冬之类治之。更有劳伤筋力而得者，只宜调其胃气而自愈。

呕吐见血非弱症

往往有人患呕血甚多，医者遂认为弱症，误也。此先伤于怒，怒气伤肝，肝脏原有血积于中，后伤于寒，寒入胃，故呕吐，呕吐伤气，气带血而暴厥耳。是不可与怯症之血同论。当于治呕药中，加楂肉先行其瘀、止其吐；后再徐调其他症，自可万全也。

伤寒见血非弱症

有劳倦伤血，瘀积胃络，兼受风寒，寒邪迫血，火不能降，以致吐血、衄血，不可以弱症施治。若误投凉剂，则寒愈结而血难止，只宜散其风寒，少加调血归经之品，使邪外泄而火下降，则血自止矣。或问：何以辨之？曰：头痛、恶寒、战栗、手足逆冷，而其人素无虚症，如虚火上炎，不足之候，身体不瘦，突然而起者是也。

肠风便血不同怯症

每见先天不足之人，得肠红便血之症，不肯自认为劳怯，且以为轻病而不治，久久至气血尽而不治者甚多。不知虚弱之人，饥饱劳役，风、寒、暑、湿乘虚而入，兼之酒色太过，湿滞中州，元阳下陷，客风肠火，流入肠胃，气滞血凝，腐败溃乱，而成土崩河决之势。若不速治，将成大患。治法如何？曰：不过散其风、燥其湿、宽其肠、行其气、活其瘀、止其血、升其陷而已。散风用炒黑防风、荆芥为主，此二味，生用则能散风于上部，炒用则散风于二肠，荆芥尤为要药。宽肠行气以炒枳壳为主。止血以炒黑蒲黄、醋炒地榆为主。行瘀以紫菀为主，兼有调血归经之妙。升陷以升麻、柴胡为主。燥湿以白术、泽泻、茯苓为主。风散湿除，气行瘀散，元阳生发，则病自愈。能节劳戒气，贬酒却色，善自调摄，且知起居服食禁忌，自不复发。更兼以调和气血、补助先天之剂投之，与虚劳血症收功之法同治，终身可以无患。

阳虚阴症辨

有男子脾肾气虚，腰膝无力、目眩耳鸣、形体憔悴、溏泄无度、饮食少进、步履艰难，似乎阴虚弱症而非也。何以辨之？曰：不咳嗽，不内热骨蒸，不潮热、吐红是也。然其脉必软缓微弱，虚寒之极。治法当回阳返本、健脾益胃、交补心肾为主，则寒谷回阳，万物发生矣。

软懒症辨

有一种软懒之症，四肢倦怠，面色淡黄；或膈中气满，不思饮食。其脉沉迟涩滞，软弱无力。或表气不清，恶寒发热。当其寒，则脉愈加沉涩；当其热，则脉微见细数。或传里内热，则脉气沉洪或沉数。总之，定带软弱不清之象。此内伤兼外感，其邪只在肌表筋骨之间，未深入脏腑，其所感尚轻，故不成伤寒、疟、痢等疾，而为此软弱因循之症也。久久不治，成硬头黄者居多。若脾虚湿胜者，则成黄肿；若肺气不足者，流入清虚之腑，则壅为痰嗽；若血少者，迁延岁月，则成内热，或五心烦热、日晡潮热，渐似骨蒸劳热矣。此症大都得诸藜藿穷檐之辈，间有膏粱之人，因房劳不节，或窃玉偷香，恐惧忧惊；或埋首芸窗，用心过度；或当风取凉，好食生冷，致风寒传染，郁而不散，乃内伤兼外感而成。其外象酷似弱症，若察症不的，初起遽投以凉剂、补药，则邪正混淆，不得清彻，以致寒邪闭遏，郁于经络，而为内热，遂成真病。人家子弟患此类，多讳疾忌医，不便直告人，自认虚弱，见医者投以清理散邪之品，反不肯服，所以难治，亦难辨也。然则何以辨之？曰：头不痛，身不热，不烦嗽，不唾血，但腿酸脚软，蒸蒸内热，胸中邪气隔紧，食不易饥，与之食则食，不与亦不思，或今日思此物，明日即不喜，又思别物适口，如怯症之尝食劳也。治法：当其未入里时，宜和解分消，托之使出，用八物汤加减，去黄芩，加前胡、山楂、陈皮之类。湿胜有痰者，重以二陈汤，禀气厚者，加枳壳。用此数剂，邪自解散。若邪已入里，虽从肌表散去，则宜重在分消，使邪从小便而出。表里既清之后，以养气养血之品，培其本源。若起于忧惊思虑者，以交固心肾之药要其终，则霍然矣。玉芝云：外感软懒之症，切不可发汗，汗之则虚晕欲倒，以其兼内伤重也。治宜柴胡、防风、葛根、苏梗、陈皮、山楂、枳壳、泽泻等味主之。小便不利者，加车前。质弱者，去枳壳。数剂后，加丹参，再后加当归。若脾虚下泄者，稍加燥味。若血虚内热者，少加丹皮、地骨皮。此症须以百日为期，若未及百日而不肯服药者，变成黄症矣。

老年怯症难治说

谚有少无风瘫，老无痨之说。故中年以后，人往往有劳嗽、吐血、咳血症，不肯自认为怯症。曰：不过是血虚痰火而已。不知少年精血易生，老年气血易亏，精力不长，病此更难得愈。然则施治有老少之别乎？曰：少年之病难治而易愈，老年之病易治而难愈。所以易治者，为其相火易衰，色心已淡，性气已灰，怒气少动故也。若二者不戒，死期更促耳。至于治法，则从同也。

理虚元鉴上卷终

葛氏啸园藏板

卷 下

虚劳本治方

归养心脾汤　治梦遗滑精。

人参　黄芪　白术　芡实　北五味　甘草　熟地　枣仁　茯神　山药　当归身^①

参固气，气固则精有摄而不遗；生地滋阴，阴滋则火有制而不浮越；当归养血，芡实固肾；茯神、枣仁安神宁志；芪、术、药、草补气调中，气旺神昌，则精固而病自愈。遗甚加萸肉、莲须；思虑过度加莲肉；不禁加石莲、金樱膏；足痿加牛膝、杜仲、龟板胶。

归养心肾丸

生地　熟地　黄芪　白术　山药　芡实　茯神　枣仁　归身　萸肉　五味　甘草

用炼蜜丸，空心白汤送下三钱。

二地滋阴，当归养血，茯神、枣仁补心。芪、术、药、草调气补中。五味、芡实固精滋肾。气虚加人参，久遗加杞子、

---

① 本方陆懋修刊本作"人参、炙黄芪、生冬术、芡实、北五味、熟地、酸枣仁、茯神、怀山药、当归身"。

金樱；漏滑加莲须、芡实；心火盛加石莲。寒精自出加苁蓉、鹿茸、沙苑、菟丝；泄泻加泽泻、莲肉；腰膝软弱，艰于步履，加牛膝、杜仲、龟鹿胶。

养心固本丸

元武胶红曲炒珠　鹿角胶红曲炒珠　黄肉　杞子　人参　黄芪　石莲肉　白术　甘草　枣仁　地黄　怀牛膝

内石莲，将肉桂一钱同煮一日，去肉桂，用炼蜜丸。收功固本药也。

养心固肾丸　治漏精。

生地　当归　茯神　山药　芡实　黄肉　陈皮　甘草　五味　石莲肉

河水煎，空心服。

桑螵蛸散　治遗精漏不止。

桑螵蛸一味，烙为末，酒浆调服一钱。三四服即止。

补元汤　治肾痹。

生地　杞子　黄芪　白术　杜仲　牛膝　山药　茯苓　当归　甘草

不拘时服。

清热养荣汤　治虚劳内热骨蒸。

柴胡　丹皮　地骨皮　生地　当归　白芍　元参　茯苓　麦冬肉　生甘草

灯芯三十寸，河水煎服。①

加味固本胶

生地　熟地　桔梗　茯苓　天冬肉　元参　川贝　百合

---

① 本方陆懋修刊本作"清热养营汤"，方中缺"生甘草"。

阿胶　紫菀　麦冬肉　甘草

白蜜二斤，收胶。①

集灵胶

天冬　麦冬　生地　熟地　元参　桔梗　甘草

白蜜五斤，收胶。

清金养荣丸

生地　麦冬肉　花粉　川贝　元参　白芍　茯苓　地骨皮
丹皮　甘草

内生地，将薄荷汤煮烂，捣胶，同蜜为丸。②

清金甘桔汤　治干咳。

桔梗　川贝　麦冬肉　花粉　生地　元参　白芍　丹皮
粉甘草　灯芯

河水煎。

清金百部汤　治虚劳久嗽。

桔梗　元参　川贝　百部　生地　麦冬　丹皮　白芍　甘
草生　地骨皮　灯芯

喘急，加白前、海粉、竹茹。如痰吐稠黏，脾肺火盛加清
金散、竹茹、花粉。

清金加减百合固金汤

百合　桔梗　川贝　桑皮　杏仁　花粉　麦冬　茯苓　陈皮
生甘草③

---

① 本方陆懋修刊本缺"紫菀"。
② 本方陆懋修刊本缺"茯苓"。
③ 本方陆懋修刊本作"清金百合汤（一切虚劳初起咳嗽痰血主药）：百合、桔梗、川贝母、桑白皮、白杏仁、天花粉、大麦冬、云茯苓、广橘红、生甘草"。

大圣药

春加佛耳草，即面兼头，立夏日采取为饼；夏加苎麻根；秋加金沸草；冬加款冬花。发热，加柴、前二胡；咽痛，元参、射干；素有血症，生地、丹皮。

固金养荣汤

桔梗　桑皮　川贝　茯苓　百合　杏仁　陈皮　甘草

生地四两，荷叶汤煮烂捣膏，同蜜为丸。此方与百合固金汤，为治血虚痰火主药。

清金甘桔汤　治咳嗽痰中带血丝血珠。[①]

桔梗　生地　白芍　丹皮　麦冬　元参　川贝　茯苓　阿胶　甘草

此方加紫菀、犀角，名胶菀清金汤，治咳嗽痰中夹血。为丸，治咳嗽痰中夹血珠、血丝、血片。去生地、桔梗，加地骨皮、百部，名胶菀犀角汤，治劳嗽吐血。

加味犀角地黄汤

犀角　生地　赤芍　丹皮　蒲黄

灯心三十寸，荷叶一大张，煎汤代水。[②]

琼玉胶

生地　茯苓　人参

各等份，蜜收。

固本肾气丸　治阳虚。

人参　黄芪　白术　茯苓　当归　生地　炙草　枣仁　煨姜

---

①　本方陆懋修刊本称"清金桔甘汤"。
②　本方陆懋修刊本缺"犀角尖、大生地、赤芍、丹皮、生蒲黄、灯心草三尺，鲜荷叶一大张"。

鹿角胶①

还元丹 亦治阳虚。

远志　杜仲　牛膝　补骨脂　山药　茯神　锁阳　五味　杞子　山萸肉　熟地　菖蒲

炼蜜为丸，淡盐汤下。

獭爪丸 治传尸劳。

獭爪醋炙为末　獭肝阴干　败龟板　银胡　百部　沙参　生地　桔梗　地骨皮　丹皮　麦冬　甘草

共为末，每以五分或至七分，投入煎剂，或丸或胶加入，潜使服，勿令病者知觉。

百部清金汤 传尸劳。

百部　骨皮　人参　麦冬　桔梗　生地　丹皮　芍药　茯苓　甘草②

治虚药讹一十八辨

人参

外感风邪，元气未漓审用。

人参大补元气，冲和粹美，不偏不倚，故在阴补阴，在阳补阳，能温能清，可升可降，三焦并治，五脏咸调，无所不可。故其治病也，除元气充实，外感有余，无事于补者，则补之反

---

①　本方陆懋修刊本作"人参、黄芪、白术、茯苓、当归身、生地、炙草、酸枣仁、煨姜，加鹿角胶，漏不止加桑螵蛸，或即此一味为末酒浆调服一钱，四服即止"。

②　按：本方陆懋修刊本作"百部、地骨皮、人参、大麦冬、桔梗、粉丹皮、炙甘草"。

成壅塞，所谓实实也。若夫虚劳之病，或气血阴阳、水火寒热、上下诸证，与夫火、痰、燥、湿、滞、胀、吐、利、冒厥、烦渴，及胎前产后、痘疹、久病，病后一经虚字，则无不宜，而不可少。此人参之所以能回元气于无何有之乡，而其功莫大也。自东垣、丹溪，先后发明，并无异议。庸医不察，执节斋之瞽说，以为人参补阳，沙参补阴，若补阳则助其火，甚至云虚劳人服参者，必至不救，以致举世畏参如砒鸩，而不敢试，岂不误载！

黄柏、知母

禁用。

《丹溪心法》有云：虚损吐血，不可骤用苦寒，恐致相激，只宜琼玉胶主之。何事首尾矛盾？又载三补丸，以芩、连、柏三味主之，大补丸以黄柏一味主之，乃至滋阴百补丸，知、柏并用。后之学者宗之，凡遇虚劳咳嗽、吐血、虚火虚热之疾，皆以知、柏二味，以为清火滋阴，殊不知虚劳之火，虚火也，相火也，阴火也。即丹溪云：虚火可补，人参、黄芪之属。相火系于肝肾之间，出入于甲胆，听命于心君。君火明，则相火伏；若君火不明，则相火烈焰冲天，上感清虚之窍，耳聋鼻干、舌痛口苦、头晕身颤，天突急而淫淫作痒，肺叶张而咳嗽频仍。当此时也，惟有清气养荣，滋方寸灵台之雨露，以宁膻中之烦焰，则甲胆乙肝之相火，不扑而自灭矣。阴火者，龙雷之火也，起于九泉之下，遇寒水阴翳，则其焰愈腾，若太阳一照，自然消隐。此三火者，皆无求于降火滋阴，亦何事乎知、柏，而用之以贻害乎？且黄柏伤胃，知母滑脾，胃伤则饮食不进，脾滑则泄泻无度。一脏一腑，乃生人之本。经云：得谷者昌，失谷者亡。又曰：阳精上奉，其人寿；阴精下降，其人夭。今以苦寒伤胃，岂非失谷者亡乎？以冷滑泄脾，岂非下降者夭乎？想世用此者，意在滋阴，而不知苦寒下降多亡阴，阴亏而火易炽；意在清金，而不知中土既溃，绝金之源，金薄而水益衰。吾知用此者，未见其利，徒见其害耳。每见虚劳之人，未有不走脾胃而死者，则知、柏之厉也。

麦冬、五味

初病酌用。

治肺之道，一清、一补、一敛，故麦冬清，人参补，五味敛。三者，肺怯之病，不可缺一者也。然麦、味之清敛，固有道焉。盖虚劳之初起，亦有外感而成，故其初治，必兼柴、前以疏散之，未可骤加敛补，施治之次第宜然。若不知初病、久病之分，或骤清、骤补、骤敛，则肺必致满促而不安，邪气濡滞，久而不彻。此非药之害，实由用之失节耳。若夫疏解之候，邪气既清，元气耗散，则当急用收敛、清补为主，舍此三物，更何求焉？况五味不但以收敛肺为功，兼能坚固心肾，为虚劳必用之药。乃在用之不当者，反咎五味酸能引痰致嗽，畏而弃之。殊不知病至于伏火乘金，金气耗越之际，除却此味，更用何药以收之耶？

泽泻

宜用。

夫肺金为气化之源，伏火蒸灼，则水道必污，污则金气不行，而金益病，且水停不流，则中土濡湿，而奉上无力。故余治劳嗽吐血之症，未有不以导水为先务者，每称泽泻有神禹治水之功。夫亦尝究其命名之义矣。盖泽者，泽其不足之水；泻者，泻其有余之火也。惟其泻也，故能使生地、白芍、阿胶、人参，种种补益之品，得其前导，则补而不滞；惟其泽也，故虽走浊道而不走清道，不若猪苓、木通、腹皮等味之消阴破气，直走无余。要知泽泻一用，肺、脾、肾三部咸宜，所谓功同神禹者，此也。古方用六味丸，用之功有四种，《颐生微论》论之极详。庸医不察，视为消阴损肾之品，置而不用，何其谬甚！

桑皮

宜用。

桑白皮，清而甘者也。清能泻肝火之有余，甘能补肺气之不足。且其性润中有燥，为三焦逐水之妙剂。故上部得之，清火而滋阴；中部得之，利湿而益土；下部得之，逐水而消肿。凡虚劳症中，最忌喘、肿二候。金逆被火所逼，高而不下则为喘；土卑为水所侮，陷而失堤则为肿。喘者，为天不下济于地；肿者，为地不上交于天。故上喘下肿，天崩地陷之象也。是症也，惟桑皮可以调之。以其降气也，故能清火气于上焦；以其折水也，故能奠土德于下位。奈何前人不察，以为性不纯良，用之当戒。不知物性有全身上下纯粹无疵者，惟桑之与莲，乃谓其性不纯良，有是理乎？

桔梗

宜用。

夫肺如华盖，居最高之地，下临五脏，以布治节之令。其受病也，以治节无权，而气逆火升，水涎上泛，湿滞中州，五脏俱乖，百药少效。惟桔梗禀至清之气，具升浮之性，兼微苦之味；至清故能清金，升浮故能载陷，微苦故能降火，实为治节君主之剂，不但引清报使而已。此味升中有降，以其善清金，金清自能布下降之令故也；清中有补，以其善保肺，肺固自能为气血之主也。且其质不燥不滞，无偏胜之弊，有十全之功，服之久，自能清火消痰，宽胸平气，生阴益阳，功用不可尽述。世之医者，每畏其开提发散，而于补中不敢轻用、多用，没其善而掩其功，可惜也。

丹皮、地骨皮

宜用。

夫黄柏、知母，其为倒胃败脾之品，固宜黜而不录矣。然遇相火烁石流金之际，将何以处此？曰：丹皮、地骨皮，平正纯良，用代知、柏，有成无败。丹皮主阴抑火，更兼平肝。骨皮清火除蒸，更兼养肺。骨皮者，枸杞之根也。枸杞为补肾之要药，然以其升而实于上也，但能温髓助阳，虚劳初起，相火方炽，不敢骤用。若其根伏而在下，以其在下也，故能资肾家真水；以其皮，故能舒肺叶之焦枯，凉血清骨，利便退蒸。其功用较丹皮更胜，且其味本不苦，不致倒胃，质本不濡，不致滑脾，施治允当，功力万全，有知、柏之功，而无其害，最为善品。

生地

宜用，初病审用。

世人以生地为滞痰之物，而不敢轻用，是不知痰之随症而异也。杂症之痰，以燥湿健脾为主；伤寒之痰，以去邪清热、交通中气为主。惟虚症之痰，独本于阴虚血少，火失其制，乃上克肺金，金不能举清降之令，精微不彻于上下，滞而为痰作咳。治宜清肺，则邪自降；养血，则火自平。故余于清金剂中，必兼养营为主。营者，血也，阴者，水也，润下之德也。清金若不养营，如吹风灭火，风势愈逆，烈焰愈生。清金养营者，为引水制火，沾濡弥漫，烟气永息。故桔梗、桑皮、贝母之类，清金之品也。生地、丹皮、当归之类，养营之品也。而养营剂中，又以生地为第一。以生地治杂症之痰，则能障痰之道，能滞化痰之气，且其力滋补，反能助痰之成。若加之虚劳剂中，则肺部喜其润，心部喜其清，肾部喜其滋，肝部喜其和，脾部喜其甘缓，而不冷不滑，故劳嗽、骨蒸、内热、吐血、咯血剂中，必无遗生地之理。除劳嗽初起，客邪未清，痰嗽盛时，亦暂忌生地滞泥。若表症既除，内热蒸灼，非生地之清润，以滋养化源，则生机将绝矣。若畏其滞，而始终不用，乃是不明要义也。

茯苓

宜用。

有谓茯苓善渗，下元不足者忌之，非也。盖茯苓为古松精华蕴结而成，入地最久，得气最厚。其质重，其气清，其味淡。重能培土，清能益金，淡能利水。惟其得土气之厚，故能调三部之虚。虚热虚火湿气生痰，凡涉虚者，皆宜之，以其质中和粹美，非他迅利克伐者比也。夫金气清降，自能开水之源；土气调平，自然益气之母。三脏既理，则水火不得凭凌，故一举而五脏均调。又能为诸阴药之佐，而去其滞；为诸阳药之使，而宣其道。补不滞涩，泄不峻利，精纯之品，无以过之。

黄芪

宜用。

余尝说建中之义，谓人之一身，心上肾下，肺右肝左，惟脾胃独居于中。黄芪之质，中黄表白，白入肺，黄入脾，甘能补中，重能实表。夫劳倦虚劳之症，气血既亏，中外失守，上气不下，下气不上，左不维右，右不维左，得黄芪益气甘温之品，主宰中州，中央旌帜一建，而五方失位之师，各就其列，此建中之所由名也。故劳嗽久久失气，气不根于丹田，血随气溢，血既耗乱，气亦飞扬。斯时也，虽有人参回元气于无何有之乡，究竟不能固真元于不可拔之地，欲久安长治，非黄芪不可。盖人参之补，迅而虚，黄芪之补，重而实，故呼吸不及之际，芪不如参。若夫镇浮定乱，返本还元，统气摄血，实表充里，其建立如墙壁之不可攻，其节制如将令之不可违，其饶益如太仓之不可竭，其御邪扶正，如兵家之前旄，中坚后劲，不可动摇，种种固本收功之用，参反不如芪。故补虚以黄芪为墙垣，白术作基址。每见服参久久，渐至似有若无，虽运用有余，终是浮弱不禁风浪。若用芪、术兼补，可至风雨不畏，寒暑不侵，向来体弱者，不觉脱胎换骨，诚有见于此也。除劳嗽初起，中土大伤，气火①方盛，心肺虽失其和，脾胃犹主其事，此时只宜养荣为主，黄芪微滞，尚宜缓投。若久病气虚，肺失其制，脾失其统，上焉而饮食渐难，下焉而泄泻频作，此时若不用黄芪以建中，白术以实土，徒以沉阴降浊之品，愈伤上奉升腾之用，必无济也。

白术

宜用，初病审用。

虚劳初治，未有不以清金为第一义者。而清金之品，生地、阿胶、丹皮、白芍之外，又有如麦冬之清心保肺，元参之

---

① 火：原文作"大"，据乾隆辛卯小春月刻味研堂藏板改。

甘寒清火，为虚劳所必须。然有一种中土素弱之人，脾胃不实，并麦冬亦微恶其冷，元参亦且嫌其寒，久久渐妨饮食，渐陷中气，于斯时也，又宜以培土调中为主。其法在杂症门中，用药颇多，惟虚症内，培土之剂，止有黄芪、白术、茯苓、山药，有功而无过。夫虚劳之培土也，贵不损至高之气，故二陈之燥，平胃之烈，固万万不可，即扁豆之健脾，苡仁之胜瘴，犹未免于走血，俱未尽善。若乃四味之中，茯苓、山药虽冲和，而无峻补回生之力，即芪、术二种并用，又以术为土部专经之剂，兼为益气之品，故能培土以生金，而至高之部，胥有类也。夫术性微燥，于虚症似当缓投，然却喜其燥而不烈，有合中央之土德，且补土自能生金，如山岳之出云蒸雾，降为雨露，以濡万物，而何病燥之有哉？缪仲淳谓其燥能伤阴，殊不知伤阴为苍术、厚朴之类，岂可以白术微燥中和之品同语耶？且治法收功之时，非培土则浮火终不归根，知白术之功大矣。

柴胡

酌用。

柴胡升清调中，平肝缓脾，清热散火，理气通血，出表入里，黜邪辅正，开满破结，安营扶卫。凡脏腑经络，无所不宜。在虚劳初起，或为外感时邪，固为必须之品，至于七情所结，浸淫郁滞，有待宣通，舍此柴、前二胡，则无有秉性纯良出其右者矣。故每用些少以佐之，然后专用清源补敛之品，乃为十全。即其调理之人，中间或撄或感，亦必急用柴胡、防风、葛根等味清彻之，然后仍用补敛，庶免关门捉贼之患。但其性升散，用者当中病即止，不可多用、常用耳。更有女人抑郁伤阴，与夫蓐劳之后，必当选用。盖多郁则伤元气，柴胡平肝散郁，功最捷也。后人因陈藏器一言，忌用柴胡，遇内伤外感之症，将反用麻黄、紫苏等味以散之耶！

陈皮

偶用。

夫桔梗本以载气上行，而气火以平者，可见虚劳之气，皆由于火侵肺也。若杂症之有胸膈气滞，皆由于寒湿侵胃，故用陈皮之辛以利之，诚为至当。乃世医不察虚劳杂症之分，但见胸口气滞，辄以陈皮理气，不知陈皮味辛而性燥，辛能耗肺气之清纯，燥能动阴虚之相火，本以理气，气反伤矣。惟清金之久，化源初动，脾气未健，胃口渐觉涎多，可少加陈皮以快之，使中宫一清，未为不可。又或时气偶来，脾胃濡泻，亦可暂用数剂，以清理之，然亦须去病则已，不宜常用。

苏子

不必用。

夫虚劳至火，既乘金之气，高而不降，治宜平其火而已，不必下其气也。惟杂症之喘急而气高者，有三子养亲之说，而医者混以治劳，以为得真苏子下之，则气可平而火可降，喘可定而痰可消。不知其复也，必增剧矣。惟白前一味，为平喘之上品。凡撷肚抬肩，气高而急，能坐而不能卧，能仰而不能俯者，用此以平之，取效捷而元气不伤，大非苏子可比。

枳壳

不宜用。

虚劳施治，曰清金、曰安神、曰培土、曰调肝、曰益肾，而惟补之一字，彻乎终始，故火亦补，痰亦补，滞亦补，三焦五脏六腑十二经络，无所往而不宜补者。乃有谬妄之流，一见中气塞滞，不究虚实，便用枳壳以伐之。不知虚劳治气，与杂症不同。其滞也，不可以利之；其高也，不可以下之；其治满也，不可以破之。陈皮、苏子，已不当用，况枳壳、青皮乎！

杞子

酌用。

虚劳之施治有次序，先以清金为主；金气少肃，即以调脾为主；金土咸调，则以补肾要其终。故初治类多用元参、麦冬；渐次芪、术；终治牛膝、龟鹿胶、杞子之类，收功奏效，返本还元。凡属阴虚，未有不以此为扼要者也。然杞子之性太温，若君火未明，相火方炽，肺叶举张之时，龙雷鼓动之后，投此剂则嗽必频，热必盛，溺必涩，血必涌溢而不可止。世医每执杞子性凉之说，试问性若果凉，胡为兴阳之骤耶？

当归

审用。

夫当归之养荣，以佐清金也，尚矣。然其味未免于辛，其性未免于温，虽有养血之功，亦为行血活血之品。故治吐血症者，宜待血势既定，血络稍固，君、相二火咸调，然后以此大补肾水以收功。若执古人之论，谓当归命名之义，使气血各得其归，不顾血症新久而用之，亦有误处。

桂圆

审用。

龙眼大补心血，功并人参，然究为湿热之品，故肺有郁火，火亢而血络伤者，服之必剧。世医但知其补，而昧于清温之别，凡遇虚劳，心血衰少，夜卧不宁之类，辄投之。殊不知肺火既清之后，以此大补心脾，信有补血安神之效，若肺有郁伏之火，服之则反助其火，或正当血热上冲之时，投此甘温大补之味，则血势必涌溢而加冲。不可不慎也。

理虚元鉴下卷终

葛氏啸园藏板

葛 跋

医理岂易言哉？诊视伤寒不易，而调理虚损尤难。余少游邗上，尝与郑坤为、唐楚珍两先生朝夕从事，研求考索，深愧未得三昧。思读异书，以扩知识，躬搜广觅，苦无所得。世之珍藏秘本者，又往往惜吝，不轻示人。岁庚申避难来沪，偶于市中得此一册，题曰理虚元鉴，乃绮石先生所著，为吴氏德修所刊。其治虚证，分别阴阳，立论尤为明晰，方药亦极简要，实发前人所未发。余倚重此书十数年来，所治虚症无不奏效。今不敢秘诸箧中，特为刊供同好，欲力矫夫惜吝之习云尔。

光绪丙子闰五月钱江葛元煦谨识

柯 跋[1]

《传》云：三折肱为良医。《楚辞》云：九折臂而成医。《曲礼》云：医不三世，不服其药。则业医者，贵专且久也。曾伯祖韵伯公，本诸生，精研医理，笺疏辨论极伙，自著《来苏集》等书数种，向未梓行。表舅祖陈时行，韵伯公嫡派，吾伯父所受业者，渊源固历历不爽也。吾家藏书颇备，刻本、钞本若干卷，相与析疑辨难，克穷阃奥。又与琴川杨资生先生，讨论有年，凡儒生渊博而贯通者，广资稽考。则伯父于医，原本先世，参究明师，博访良友，冥搜曩哲，可谓专且久矣。今《来苏集》等书，已刊刻行世。是书乃绮石先生所著，亦钞本之一，不敢自私，镌刻公世，既以阐古人之秘，亦以表得力之自云尔。

乾隆三十六年岁次辛卯小春朔又五日侄男有田谨跋

---

[1] "柯跋""陈跋"均据曹炳章原编《中国医学大成》第十九册《理虚元鉴》补入。

陈 跋

上《理虚元鉴》两卷钞本，无锡顾信成所藏。信成研究医理，亟称此书，以为治虚劳，功不在仲景《伤寒论》下。钞一册见赠，且请速梓之以行世。观其序跋稠叠，似经刊刻，遍求京师及各处坊间，丛残故楮中，殊不可得。《四库提要》及张氏《书目答问》、朱氏《汇刻书目》，均未及收。乃亟付剞劂，传诸久远，以为治虚专书，未必无补。传写既久，讹谬滋多，学识固陋，校勘非易。不敢臆度，传其可信，阙其可疑，纲罗考订，有俟笃好。绮石先生，姓氏里居，急切难考。观赵氏跋语，岂明末之遗老与避世之隐君子欤。杀青既竟，书诸简端。

大清光绪二十二年嘉平月萧山陈光淞识

十药神书

元·葛可久◎著

何振中◎校注

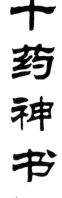

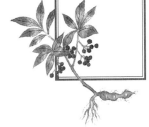

内容提要

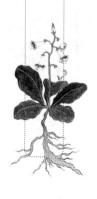

《十药神书》（一卷），元·葛乾孙（1305-1353）撰，刊于1348年。葛氏字可久，长洲人，精于方脉，用药有奇效。本书仅收载了十个治疗虚痨吐血的经验方，按痨瘵缓急排列，或出成方，或由自制，分别以甲、乙、丙、丁等天干次序排列。治疗方剂奇而不离于正，大多实用有效，是我国现存最早的痨瘵（结核病）专著，其方为后世广为采用。本书后附"孙子中家传崔氏四花穴法""无上玄元三天心传玉堂宗旨治传尸痨虫总法"。

校注说明

　　本书点校的底本：中国中医科学院图书馆藏元·葛可久撰《十药神书》（附孙子中家传崔氏四花穴法及玉堂宗旨治传尸痨虫法），日本元禄三年庚午（1690）富仓太兵卫刻本。参校本：中国中医科学院图书馆藏葛可久编、瘦樵程永培校《十药神书》，清乾隆五十九年甲寅（1794）修敬堂刻本；元·葛乾孙（可久）撰《十药神书》，元·葛乾孙（可久）撰、周扬俊解、陈修园注、潘霨评《十药神书》；清末曹炳章原编《中国医学大成》第十九册，上海科学技术出版社重刊订正本，1990年。

　　书中凡原文错误之处均作改正，并于注释中标明所改之处及改正依据。书中出现繁体、俗体、异体字或通假字，均据文义及校本径自改作常用简化字，不出注解，如："楼"作"棕"，"蕋"作"蕊"，"効"作"效"，等。另外，《十药神书》底本刊刻原文在指称病症、病名时"痨"与"瘵"通用，文中一并改作"痨"。为阅读方便，《孙子中家传崔氏四花穴法》"取穴法"十二图与《无上玄元三天心传玉堂宗旨治传尸痨虫总法》"虫状病证游食日治法"之第一至第六代虫形诸图，均按顺序出图下标，"治传尸痨虫紫庭符"下加"紫庭符图"。

校注者

2020年1月

葛氏自序[1]

　　夫人之生，皆禀天地之气而成形，宜乎保养真元，固守根本，则一病不生，四体轻健。若日不养真元，不守根本，病即生焉。根本者，气血精津也。予得先师之教，万病无如痨证之难。盖因人之壮年血气充聚，精液完足之际，不能守养，惟务酒色，岂分饥饱，日夜耽欲，无有休息，以致耗散精液，则呕血吐痰，骨蒸烦热，肾虚精竭，体弱形羸，颊红面白，口干咽燥，小便白浊，遗精盗汗，饮食难进，气力全无，斯因火乘金位，重则半年而毙，候轻则一载而倾。况为医者不究其原，不通其治，或大寒大热之药，妄投乱进，不能取效。殊不知大寒则愈虚其中，大热则愈竭其内，所以世之医者，无察其情。

　　予师用药治痨，如羿之射，无不中的。余以用药次第开列于后，用药之法，逐一条陈。如呕血咳嗽者，先服十灰散揭住，如不住者，须以花蕊石散止之，大抵血热则行，血冷则凝，见黑则止，此之理也。止血之后，患人必舒解其体，用独参汤补之，令其熟睡一觉，不要惊动，醒则病去六七矣。次服保真汤止嗽宁肺，太平丸润肺扶痿，消化丸下痰疏气。保和汤分治血盛、痰盛、喘

---

① 按：此序出于清乾隆五十九年甲寅（1794）修敬堂刻本，其内容与本书之"古歙胡云翔家传"基本一致。

盛、热盛、风盛、寒盛六事，加味治之，余无加法。

又服药法曰：三日前服保真汤，三日后服保和汤，二药相间服之为准，每日仍浓煎薄荷汤，灌漱喉中，用太平丸徐徐咽下，次嚼一丸缓缓化下，至上床时候，亦如此用之，盖夜则肺窍开，药必流入肺窍，此诀最为切要。如痰壅，却先用饧糖炀消化丸百丸吞下，又依前嚼太平丸，令其仰卧而睡，咳必止矣。如有余咳，可煮润肺膏服之，复其根本，完其真元，全愈之后，方合十珍汤服之，此谓收功起身药也。前药如神之妙，如神之灵，虽岐扁再世不过于此。

吁！世之方脉用药，不过草木金石，碌碌之常用耳，何以得此通神诀要，奇异之灵也？予蒙师授此书吴中治痨，何止千万人哉！未尝传与一人，今卫世恐此泯失，重次序一新，名曰十药神书，留遗子孙，以广其传矣！

时至正乙酉一阳日可久书于姑苏养道丹房

原 序^①

　　余自髫稚，学业医道，考究方脉三十余年，遍历江湖，多学广博者，不过言语文字形容之耳，及至用药治病皆不能捷。是以日夜苦心用志，务在中病。后遇至人，同处三月。斯人极明医道，精通方脉，用药如发矢，无不中的。余曰必神人也。遂拜为师，得传授奇方一册。阅之：或群队者，或三四味者，皆余目观至人用效者也。使子如久旱逢霖，夜行得月，心中豁然。自此回至吴中，一用一捷，无不刻验。信乎奇方！可锓梓者也！余以三余暇日，将至人所授奇方，并日用决效之法，类成一帙，名曰《十药神书》。盖余用效者，辄记录之。今西浙大痴道人与余通家之好，用礼求授，故录以奉养生济人之功用尔。

　　　　时至正戊子春正月三阳日　可久书于姑苏之春先堂

---

① 按："原序""周序""潘序"均出于清末·曹炳章重刊订正本。

周　序

余读此十方，俱出人意表，其间次序缓急，可谓千百世法，即不必十方并用，要无能出其范围者矣。一方之中，自得肯綮，即不必全用其药，亦可细推其理矣。乃今日之治血症者，辄用六味地黄增减，冀其收功，皆由《医贯》入手，而未尝从《神书》体会者也。彼谓肾水衰，则火炎为患，壮水之主，可镇阳光也。孰知人之犯此病者，阴虚固多，而他因者亦复不少。假如从劳力而得者，其伤在足太阴矣；从忧思而得者，其伤在手少阴矣；从嗜欲而得者，其伤在手太阴矣；从愤怒而得者，又在足厥阴矣。皆致吐血、咳血、咯血等症。岂一壮水可以胜其任乎？总之，人身之血附气而行者也，一脏伤则气必不调，而血遂溢于外。故逆则上出，坠则下行，滞则阻痛，寒则凝，热则散，此自然势也。后之君子，于诊视之际，闻问之余，斟酌而得其情，否乎？果能于此著眼，视其病之所伤在何脏，脉之所伤在何部，时之所值在何季，思过半矣。余曾治一咯血之人，平日极劳，每咯紫黑色，俱成小块。然必是饱食则多，少食则少，不食则或少或无。予以韭汁、童便制大黄治之。二服而食安，后以补中益气加血药而愈。知者以为怪妄，予谓极平常。盖实从《神书》究心，而置《医贯》为谈料者也。

康熙二十六年五月吴门周扬俊识于星沙寓中

潘　序

　　余奉使渡台后，感受海外瘴疠，吐血咳嗽。公余翻阅是编，照方试服，不旬日血止咳亦平矣。深服是编十方治法，为切中窾要。盖吐血原于肺胃上逆，十灰散用柏叶以敛肺，大黄以降胃，牡丹皮、山栀等味以泄肝之火，然后清金补土，固其营卫，以次奏功，焉得不愈？经陈修园先生逐方详注，极为精当。余又以己意及名人所论随笔添注于上，汪子用大令索阅是编，读而好之，用之有效。因为付梓，剞劂既竣，并乞弁言。

　　　　　　　光绪己卯秋吴潘霨书于鄂署之精白室

目　录

治瘵证十药神书引

　　药有奇方，医有妙理，非天赐神授，世俗而能是乎？古之医方非不多，世之名医非不众，治瘵证者皆载于方册矣。然能知是证而不能治其疾，染其疾者而无更生之说，则曰医所不疗之疾也。果方之不验欤？医之不然欤？孰不知犯大难者非神力不能免，苟非神圣之功曷能救其死亡耶？是书也，非世医之常方，实神授之秘书也，胡氏子瞻传子云翱，云翱传子光霁，八十年间活数百人矣，未有药到而不愈者，誓曰：不许轻泄妄传，违者同不孝论。光霁为吾王门佳宾，得之，予曰：仁人之心，天下共之，岂特私于家哉！乃取《崔氏灸法》付之，以倡其书，仍命刊印，博施化—作"兆"域，诚不刊之秘书也，得之者实希世之奇遇焉，可谓生死出乎指掌，有是理—作"望"矣。

十药神书

古齿胡云翱家传

　　夫人之生，皆禀天地氤氲之气，而为人在乎保养真元。固守根本，则一病不生，四体俱健。若曰不养真元，不守根本，病皆生焉。根本，即气血精液也。予闻先师之教，万病莫若痨证，最难治之。痨证之由，盖因人之壮年气血充聚，精液充备之际，不务养守，惟务酒色，岂分饥饱，日夜耽嗜，无有休息，以致耗散真元，虚败精液，则呕血吐痰，心炽肺痿，骨蒸体热，肾虚精竭，面白颊红，口干咽燥，白浊白带，遗精盗汗，饮食难进，气力全无，谓之火乘金也，候重则半年而毙，候轻则一载而倾。且医不究其原，不通其妙，或大寒药，或大热药，妄投乱进，绝不取效。殊不知大寒愈虚其中，大热愈竭其内，所以世之医痨者，无有其人。予先师用药治病，如羿之善射，无不中的。用药之法，呕吐咳嗽血者，先以甲字号遏住，如极甚者，须以乙字号止之，大抵血热则行，血冷则凝，见黑则止，此知之理也—作"此理然也"。止血之后，患人必舒解其体，用丙字号一补，令其熟睡一觉，不要惊动，睡起，其病去五六，后服后诸药。可服丁字号止嗽宁肺，戊字号补虚除热，己字号润

66 中医非物质文化遗产临床经典读本

肺扶痿，庚字号下痰疏气。丁字号分血盛、痰盛、喘盛、热盛、风盛、寒盛六事，加味用之；戊字号内分惊悸、淋浊、便涩、遗精、燥热、盗汗六事，加味用之；余无加用。服药之法：每日三食前服戊字号，三食后服丁字号，二药相间服为佳，每日仍浓煎薄荷①汤，灌漱喉口，用己字号缓缓溶化，至上床时，亦如此用之，盖夜则肺窍开，药味必流入肺中，此诀要紧。如痰壅，却先用饧糖拌庚字号一百丸吞下，次又依前嚼噙己字号，令其仰卧而睡，服前七药后，若肺燥有余嗽，可煮辛字号如常，服之七药之前有余嗽，煮此服之亦佳，续煮壬字号食之，复其真元，完其根本，痊愈后，方合癸字号服之，此谓收功起身之用也。前顷十药如神之妙，如仙之灵，虽卢医、扁鹊再生，亦不过此，吁！时之方脉用药，不过草木金石，碌碌之常用耳，何以得此通神至仙，奇妙决效之药也？予得先师传授此书，在于吴中治痨证者，起死回生，何止千余人！止用得甲、乙、丙、丁、戊、己、庚之药决愈，未尝用至后三食之药，间或用之，犹捷愈。予平生得此妙用，未尝传一人，诚世之所无，昔吾先人胡子瞻得之于异人，乃神授之秘方，治病之良药也，得之者当实爱，而珍袭之。

甲字号十灰散　治痨证，呕血，吐血，咯血，嗽血，先用此药遏之。

大蓟根　小蓟　侧柏叶　荷叶　茅根　茜根　大黄　山栀
牡丹皮　棕榈皮各等份

上各烧灰存性，研极细，用纸包，以碗盖于地上一夕，出火毒。用时先将白藕捣绞汁，或萝卜汁磨真京墨半碗，调药五

---

① 荷：原作"苟"，据文义改。

钱，食后饮下。如病①轻，用此立止；如痨重，血出成斗外者，用后药止之，如神。

乙字号花蕊石散　治痨证，五内崩损，涌喷血出斗外者，用此止之。

花蕊石煅，存性，研为粉

上用童子小便一盏，煎温，调药末三钱，极甚者五钱，食后饮下。如男则用酒一半，女则用醋一半，小便一处和药，立止，瘀血化为黄水，服此药后，患人必疏解其体，以后药补之。

丙字号独参汤　治痨证，止血后，此药补之。

大人参去芦，二两

上咬咀，枣五枚，水二盏，煎一盏，不拘时细呷服之。令其熟睡一觉，联起，后服诸药除根。

丁字号保和汤　治痨证，久嗽肺燥成痿者服之。

知母　贝母　天门冬　款冬花连皮，各三钱　杏仁　五味天花粉　薏苡仁各二钱　甘草　兜铃　紫菀　百部　百合　桔梗阿胶　当归　紫苏　薄荷各半钱

上依常法修制成粗末，每服水二盏，生姜三片，煎至一盏，去渣，却用饧糖一匙调药汁内服之，每三食后各进一盏。如六事或盛，依后加入，服此药时，与戊字号相间服之，极妙如神。

血盛，加大蓟、小蓟、茅花、蒲黄、茜根、藕节。

痰盛，加南星、半夏、陈皮、茯苓、枳壳、枳实。

喘盛，加桑白皮、陈皮、苏子、萝卜子、葶苈子。

热甚，加大黄、山栀、黄连、款冬花、黄芩、黄柏、连翘。

风甚，加防风、荆芥、甘菊、旋覆花、细辛、香附。

---

① 病：原作"热"，据清末·曹炳章重刊订本改。

寒甚，加人参、芍药、桂枝、麻黄、五味、蜡片。

上六等，依证加入前药内煎服。如磁石引针，小儿认母，无不中效。世之治痨药千万方，何以及此。

戊字号保真汤　治痨证，骨蒸体虚，服之决补。

当归　人参　生地黄　熟地黄　白术　黄芪各三钱　赤茯苓
白茯苓　甘草　陈皮　厚朴　赤芍药各一钱半　白芍药　天门冬
麦门冬　黄柏　五味　柴胡　地骨皮　知母各一钱

上二十味依法修制成粗末，每服用水二盏，生姜三片，枣子五枚，煎，与前丁字号相间服。

惊悸，加茯神、远志、柏子仁、酸枣仁。

淋浊，加萆薢、乌药、猪苓、泽泻。

便涩，加木通、石韦、萹蓄。

遗精，加龙骨、牡蛎、莲须、莲心。

燥热，加滑石、石膏、青蒿、鳖甲。

盗汗，加浮麦、牡蛎、黄芪、麻黄根。

上六等依证加入前药煎服，如雨露灌木，土谷养民，无不中效，世之滋补之药碌碌繁杂，何以及此。

己字号太平丸　治痨症，久嗽肺痿肺痈，并宜噙药除根。

天门冬　麦门冬　知母　贝母　款冬花　杏仁各二两　当归
生地黄　熟地黄　黄连　阿胶各一两半　蒲黄　京墨　桔梗　薄
荷各一两　白蜜四两　麝香少许

上十七味依常法制为细末，和匀，却用银铫，一煮先下白蜜炼熟，取起，下诸药末搅匀，再上火，入麝香略熬三二沸，即丸如弹子大，每日三食后煎薄荷汤，灌漱喉口，细嚼一丸，缓缓溶化。上床时，噙化如前。如痰盛，先用饧糖拌庚字号药丸吞下，却噙嚼此丸，仰卧而睡，使其药流入肺窍，则肺清润，其嗽退除，服之七日病全除。凡咳嗽，只服此药末愈，不用别药。

庚字号沉香消化丸 治痨证，热嗽壅盛者服之。

青礞石 明矾飞，研细 猪牙皂角 南星生用 半夏生用 白茯苓 陈皮各二两 枳壳 枳实各一两半 薄荷一两

上为细末和匀，神曲打糊为丸，如梧桐子大，每服一百丸，每夜上床时饧糖拌吞，嚼嚼己字号，二药相攻，痰嗽扫迹除根，神效。

辛字号润肺丸 治痨证，久嗽肺燥肺痿时可服。

羊肺一具 杏仁净研，一两 柿霜 真酥 真粉各一两 白蜜三两

上先将羊肺洗净，次将五药水解薄打搅稠粘，灌入肺中，白水煮熟，如常服食之，此服七药后，可用或与前七药相间而服，亦佳。

壬字号白凤膏 治一切久怯极虚惫，咳嗽吐痰，咳血发热，火乘金位者服之，复其真元。

黑嘴白鸭一只 大京枣二升 参苓平胃散一升 陈煮酒一瓶

上将鸭缚定脚，挂起，次量患人饮酒多少，随量顷酒，器中汤温，却于鸭项割开，沥血入酒，搅匀，一时饮，其血酒直入肺经，润补其肺。却将鸭干挦去毛，于胁边开一孔，取去肠杂拭干，次将枣子去核，每个中实纳参苓平胃散末，用麻皮扎定，填满鸭肚中，以沙瓮一个，置鸭在内，四围用炭火慢煨，用瓶煮酒，作三次添入，直至煮酒干为度，取起食之，其枣子阴干，随意食之尽。此鸭不论一切痨证，决然愈矣，却服癸字号，则补髓生精，和血顺气，此药乃收功起身之妙用也。

癸字号十珍丸 治一切久痨虚败，髓干精竭，血枯气竭，火乘金位，服前药愈后，服此药，收功起身之法也。

猪脊膂一条　羊脊膂一条　团鱼一个　乌鸡一只

上四味修制净，去骨存肉，用酒一大碗，于沙瓮内煮熟擂细，再用后药：

大山药五条　莲肉半斤　京枣一百个　霜柿十个

上前四味各修制了，用井华水一大瓶，于沙瓮内煮熟擂细，与前药熟肉一处，再慢火熬之，却下：

明阿胶四两　真黄蜡三两

上二味，逐渐下，与前八味和一处，擂成膏子，和平胃散末，四君子汤末，并知母、黄柏末，各一两，共一十两，搜和成剂，如十分硬，再入白蜜同熬，取起放青石上，用木槌搥打如泥，丸如梧桐子大，每服一百丸，用枣汤吞下，不拘时候。

孙子中家传崔氏四花穴法

夫含灵受气，禀之于五行；摄生乖理，邻之于六疾。若岐黄广记，蔚有旧经，攻灸兼行，显著斯疾，骨蒸病者，亦名传尸，亦谓殗殜，亦称复连，亦曰无辜。丈夫以癖气为根，妇人以血气为本，无问少长，多染此疾。婴孺之流，传注更苦。其为状也，发干而耸，或聚或分；或腹中有块，或脑后两边有小结，多者乃至五六；或夜卧盗汗，梦与鬼交，虽目视分明，而四肢无力，上气食少，渐就沉羸，纵延时日，终于溘尽。予昔忝潞州司马，尝三十日灸活一十三人，前后瘥者，数逾二百。至于狸骨、獭肝，徒闻曩说，金牙铜鼻，罕见其能，未若此方扶危拯急，非止单攻骨蒸，又别疗气疗风，或瘴或痨，或邪或癖。患状既广，灸活亦多，不可具录，略陈梗概，又恐传授讹谬，以误将来。故今具图形状，庶令览者易悉，使所在流布，颇用家藏，未暇外请名医，傍求上药。还魂返魄，何难之有？遇斯疾者，可不务乎！

唐中书侍郎崔知悌序

取穴法

先两穴，令患人平身正立，取一细绳蜡之，勿令展缩，顺脚底贴肉紧踏之男左女右，其绳前头与大拇指端齐，后头令当脚跟中心，向后引绳，循脚肚贴肉，直上至曲䐐中大横纹，截断。又令患人解发，分两边令见头缝，自囟门平分至脑后；乃平身正坐，取向所截一头，令与鼻端齐，引绳向上，正循头缝至脑后，贴肉垂下，循脊骨引绳向下，至绳尽处，当脊骨以墨点记之墨点不是灸处。又取一绳子，令患人合口，将绳子按于口上两头至吻，却勾起绳子中心，至鼻柱根下，如∧，此便齐两吻截断，将此绳展令直，于前来脊骨上墨点处，横量取平，勿令高下绳子先用中摺，当中以墨记之。却展开绳子，横量，以绳子上墨点正压脊骨上墨点为正，两头取平，勿令高下，于绳子两头以圈记白圈是灸处。

以上是第一次点二穴。

次二穴，令其人平身正坐，稍缩臂膊，取一绳，绕项向前，双垂与鸠尾齐鸠尾是心歧骨。人有无心歧骨者，至双胸前两歧骨下量取一寸，即是鸠尾也。即双头截断，却皆翻绳头向项后，以绳子中停取心，正令当喉咙结骨上。其绳两头夹项双垂，循脊骨以墨点记之墨点不是灸处。又取一绳子，令其人合口横量，齐两吻截断。还于脊骨上，墨点横量如法。绳子两头以白圈记之白圈是灸处。

以上第二次点穴。通前共四穴，同时灸，日别各七壮至二七壮。累灸至一百壮，或一百五十壮为妙。候疮欲瘥，又依后法灸二穴。

又次二穴，以第二次量口吻绳子，于第二次双绳头尽处墨点，上当脊骨直上下竖点，令绳中停中心在墨点上，于上下绳头尽头，以白圈两穴_{白圈是灸处}。

以上第三次点两穴，谓之四花穴。灸两穴，各百壮。三次共六穴。各取离日，量度讫，即下火。唯须三月三日艾最佳。疾瘥，百日以内慎饮食房事，安心静处将息。若一月后，觉未瘥，复初穴上再灸。图形状于后。

自大拇指端，当脚跟向后，至曲膂大横纹_{名委中}。

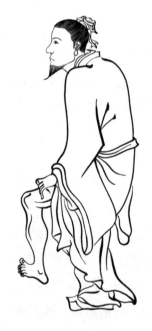

图一

自鼻端量向上，循头缝至脑后名哑门，禁穴。此穴当分开头缝见肉，挽了髻于两傍，使人易晓。

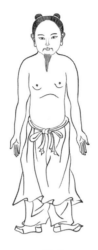

图二

循脊骨引绳头向下至绳尽处，当脊骨以墨点之。此图亦然分髻。

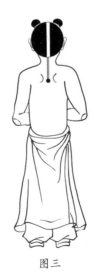

图三

合口，以绳子按于口上，钩起绳子中心至鼻柱下，便齐两吻，截断。

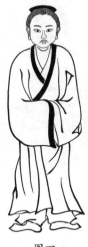

图四

　　将量口吻绳子展直，于前来脊骨上墨点处，横量，两头以白圈记白圈记是灸穴，墨点处不是灸穴。

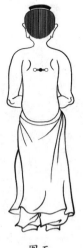

图五

以上第一次点二穴。

取一绳绕项前，双垂，与鸠尾齐。

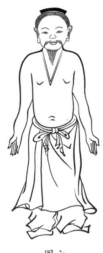

图六

翻绳头向项后，以绳两头夹项，双垂，循脊骨向下，至两绳头尽处，以墨点记。

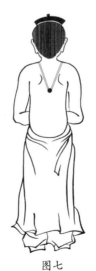

图七

以绳子令人合口横量，齐两吻，截断。

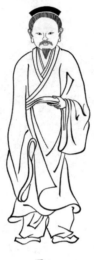

图八

用量口吻绳子于脊骨墨点，上横量两头，以白圈记白圈记是
灸处，墨点不是灸处。

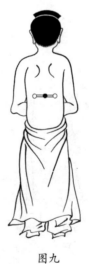

图九

以上是第二次点二穴

以第二次量口吻绳子于第二次双绳头尽处墨点，上直上下竖量，绳尽头用白圈记。

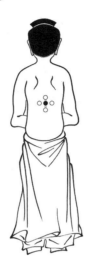

图十

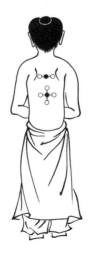

图十一

妇女缠脚者短小，非自然也。若以量脚绳子加之，于首必不及也。今移付于右肩髃穴点定，引绳向下，至中指尽处，截断，以代量足之用。

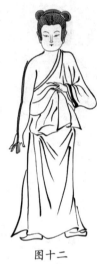

图十二

凡骨蒸之后所起，辨验有二十二种，并依上项灸之。

一、胞蒸，小便赤黄。

二、玉房蒸，男遗尿失精，女月漏不调。

三、脑蒸，头眩热闷。

四、髓蒸，觉髓沸热。

五、骨蒸，齿黑。

六、筋蒸，甲焦。

七、血蒸，发焦。

八、脉蒸，缓急不调。

九、肝蒸，或时眼前昏眩。

十、心蒸，舌焦或疮，或时胸满。

十一、脾蒸，唇焦坼，或口疮。

十二、肺蒸，鼻干生疮。

十三、肾蒸，耳干焦。

十四、膀胱蒸，右耳焦。

十五、胆蒸，眼目失光。

十六、胃蒸，舌下痛。

十七、小肠蒸，下泄不禁。

十八、大肠蒸，右鼻孔痛。

十九、三焦蒸，乍寒乍热。

二十、肉蒸，别人觉热，自觉冷。

二十一、皮蒸，皮肉生鸡粟起。

二十二、气蒸，遍身壮热，不自安息。

用尺寸取穴法

凡孔穴尺寸，皆随人身形大小，须男左女右，量中指中心一节，两横纹中心，为一寸。此为同身寸也。虽小儿必以中指取穴为准。

艾炷大小法

凡艾炷，须令脚根足三分，若不足三分，恐覆孔穴不备，穴中经脉火气不行，即不能抽邪气，引正气。

取艾法

端午日，日未出，于艾中以意求其似人者，辄指之以灸，殊有效。幼时见一书中云尔，忘其何书也。艾未有真似人也，于明暗间，苟以意命之，万法皆妄，无一真者，此可疑耶。

用火法

黄帝曰：松、柏、枣、桑、柳、榆、柿、竹等木，火用灸，必害肌血，慎不可用。凡取火者，宜敲石取火，或水精镜子，于日中得者太阳火，为妙。天阴，则以槐木取火，亦良。

孙子中增添三法

缘旧方无泻火之法，今考凡灸必须泻火。若不泻火，恐攻入头目。先灸，当脊骨两傍横平上下四穴。待灸疮发半月余日，又灸，当脊骨中竖上下两穴。五日或七日之后，却于三里二穴，灸五壮或七壮，或针入寸半，宜泻，不宜补。旧图十一个，欠少妇女缠脚短小，非自然也，比量必不真，诚恐穴道参差，徒受痛楚，跣足裸体亦不方便，今增添妇女一图于后，移之于右手肩髃穴，点定舒直，引线向下，至中拇指端肉尽处，不量爪甲，截断，以代量足之用。又参详十岁上下小儿，头大足短，若量足付之于头，则不真也，只可灸向下四穴，可也。

十药神书终

无上玄元三天心传玉堂宗旨治传尸痨虫忌法

师曰：传尸痨瘵，皆心受病，气结血凝，故有成虫者。盖由饮食酒色，忧思丧真，遂至于此。凡虫为蛊，以血凝而气养之。气血在胞，即为正气，气中即为瘕块，凝在心部即为虫。悉由不正其心，忧思业缘所致。三尸九虫之为害，治者不可不知其详。九虫之内，而六虫传于六代，三虫不传者，蝟虫、蛔虫、寸白虫也。六虫之内，或五脏种毒而生，或亲属习染而传。疾之初觉，精神恍惚，气候不调，切在戒忌酒色，调节饮食。如或不然，五心烦燥"燥"一作"热"，心肾夜汗，心乃怔悸，如此十日，顿成骨瘦，面黄光润，此其证也。妄信邪师，祈禳求福，庸医用药，延蔓岁时，方知病重，苟非警戒，祸福反掌。此人死后，兄弟子孙，骨肉亲属，绵绵相传，以至灭族。大抵六虫，一旬之中，遍行四穴，周而复始。病经遇木气而生，立春一日后方食，起三日一食，五日一退。方其作苦，百体有痛，虫之食也，退即还穴醉睡，一醉五日，其病乍静。俟其退醉之时，方可投符用药，不然虫熟于符药之后，不能治也。一虫在身中，占十二穴，六虫共占七十二穴。一月之中，上十日虫头向上，从心至头游四穴；中十日虫头向内，从心至脐游四穴；下十日虫头向下，从脐至足游四穴。若投符用药，可知如紫蚕苗在汗中。盖虫性已通灵，切在精审。其或取虫不补，即学浅妄行，徒费赀财，终无去病之理，可不悲哉。师曰：治传尸痨者，先须知正气与毒气并行，故脏腑有凝，即成虫状，遇阳日长雄，阴日长雌。其先食脏腑脂膏，故其色白，五脏六腑一经食损，即皮聚毛脱，妇人即月信不行，血脉皆损，不能荣五脏六腑也。七十日后食人血肉尽，故其虫黄赤。损于肌肉，故变瘦劣，饮食不能为肤，筋缓不能收持。一百二十日之外，肉血食尽，故其虫紫，即食精髓。传于肾中食精，故其虫色黑，食髓即骨痿，不能起于床枕。诸虫久即生毛，毛色杂花，钟孕五脏五行之气，传之三人，即自能飞。其状如禽，亦多品类，传入肾经，不可救治。法之所载者，能利后其虫色白，可三十日服药补。其虫黄赤，可六十日服药补。其虫紫黑，此疾已极，可百二十日服药补。又云：虫头赤者，食患人肉，可治；头口白者，食患人髓，其病难治，只宜断后。故经曰：六十日内治者，十得七八；八十日内治者，十得三四；过此以往，未知生全，但可为子孙除害耳。今以六代所传虫状病证，详着于后。

虫状病证游食日治法

第一代

为初瘵病，谓初受其疾，不测病源，酒食加餐，渐觉羸瘦，治疗蹉跎，乃成重病。医人不详其故，误药多死。

此虫形如婴儿，背上毛长三寸，在人身中。

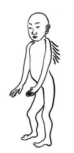

第一代虫形图一

此虫形如鬼状，变动在人脏腑中。

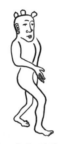

第一代虫形图二

此虫形如蛤蟆，变动在人脏腑中。

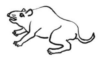

第一代虫形图三

以上诸虫，在人身中，萦着之后，或大或小，令人梦寐颠倒，魂魄飞扬，精神离散，饮食不减，形容渐羸，四肢酸疼，百节劳倦，憎①寒壮热，背膊拘②急，头脑疼痛，口苦舌干，面

① 憎：原作"增"，据文义改。
② 拘：原作"拘"，据文义改。

无颜色，鼻流清涕，虚汗常多，行步艰辛，眼睛多痛。其虫遇丙丁日食起，醉归心俞穴中，四穴轮转，周而复始，俟虫大醉方可医，灸取出虫后，用药补心守灵散。

第二代

为觉瘵病，谓传受此病，已觉病者，患人乃自知。夜梦不祥，与亡人为伴侣，醒后全无情思，昏沉似醉，神识不安，所食味辄成患害，或气痰发动，风毒所加，四体不和，心胸满闷，日渐羸瘦，骨节干枯，或呕酸水，或是醋心，唇焦口苦，鼻塞胸痛，背膊酸疼，虚汗常出，腰膝刺痛。如此疾状，早须医治，过时难疗，致伤性命。

此虫形如乱发，长三寸许，在人脏腑中。

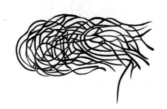

第二代虫形图一

此虫形如蜈蚣，或似守宫，在人脏腑中。

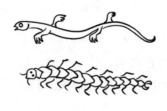

第二代虫形图二

此虫形如虾蟹，在人脏腑中。

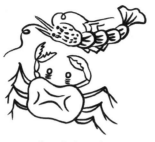

第二代虫形图三

以上诸虫，在人身中，令人气喘，唇口多干，咳嗽憎寒，心烦壅满，毛发焦落，气胀吞酸，津液渐衰，次多虚渴，鼻流清水，四肢将虚，脸赤面黄，皮肤枯瘦，腰膝无力，背脊酸疼，吐血唾脓，语言不利，鼻塞头痛，胸膈多痰。重者心闷吐血，僵仆在地，不能自知。其虫遇庚辛日食起，醉归肺俞穴中，四穴轮转，周而复始，俟虫大醉方可治，医取出其虫，补肺则瘵虚成散。

第三代

为传尸瘵病，谓传受病，人自寻得知之，日渐消瘦，频改颜容，日日怊原作"洒"惶，夜夜忧死，不遇良医，就死伊迩。

此虫形如蚊蚁，俱游人脏腑中。

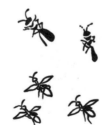

第三代虫形图一

此虫形如蜣螂，大如碎血片，在人脏腑中。

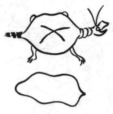

第三代虫形图二

此虫形如刺猬，在人腹中。

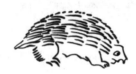

第三代虫形图三

　　以上诸虫，在人身中，令人三焦多昏，日常思睡，呕吐苦汁，或吐清水，或甘或苦，粘涎常壅，腹胀虚鸣，卧后多惊，口鼻生疮，唇黑面青，日渐消瘦，精神恍惚，魂魄飞扬，饮食不消，气咽声干，目多昏泪。其虫遇庚寅日食起，醉归厥阴穴中，四穴轮转，周而复始，俟虫大醉方可治，取虫后补气，多瘥。

第四代

此虫形如乱丝，在人腹脏中。

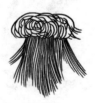

第四代虫形图一

此虫形如猪肺，在人腹中。

第四代虫形图二

此虫形如蛇虺，在人五脏中。

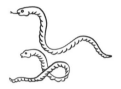

第四代虫形图三

以上诸虫，在人身中，令人脏腑虚鸣，呕逆伤中，痃癖气块，憎寒壮热，肚大筋生，腰背疼痛，或虚或瘦，泻痢无时，行履困重，四肢憔悴，上急气喘，口苦舌干，饮食及水过多，要吃酸咸之物。其虫遇戊己日食起，醉归脾俞穴中，四穴轮转，周而复始，俟虫大醉方可治，取出虫后，补脾为瘥魂停散。

第五代

此虫形如鼠，似小瓶，浑无表里背面。

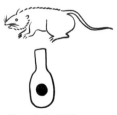

第五代虫形图一

此虫形如有头无足，有足无头。

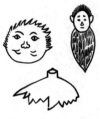

第五代虫形图二

此虫形变动，形如精血片，在于阳宫。

第五代虫形图三

以上诸虫，入肝经而归肾，得血而变更也，令人多怒气逆，筋骨拳挛，四肢解散，唇黑面青，憎①寒壮热，腰背疼痛，起坐无力，头如斧斫，眼睛时痛，翳膜多泪，背膊刺痛，力乏虚赢，手足干枯，卧著床枕，不能起止，有似中风，肢体顽麻，腹内多痛，眼见黑花，忽然倒地，不省人事，梦寐不祥，觉来遍体虚汗，或有面色红润如平时者，或有通灵而言未来事者。其虫遇壬癸日食起，醉归肝俞穴中，四穴轮转，周而复始，俟虫大醉，方可医救，取虫出后，补肝乃得瘥_{金明散}。

第六代

此代虫有翅足全者，千里传疰，所谓飞尸，不以常法治也。

---

① 憎：原作"增"，据文义改。

此虫形如马尾，有两条，一雌一雄。

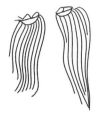

第六代虫形图一

此虫形如龟鳖，在人五脏中。

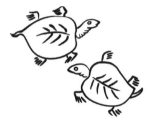

第六代虫形图二

此虫形如烂面，或长或短，如飞蝠。

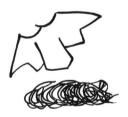

第六代虫形图三

以上诸虫，在人身中，居于肾脏，透连脊骨，令人思食，百物要吃，身体尪羸，腰膝无力，髓寒骨热，四体干枯，眼见火生，或多黑暗，耳内虚鸣，阴汗燥痒，冷汗如油，梦多鬼交，小便黄赤，醒后昏沉，脐下结硬，或奔心胸，看物如艳，心腹闷乱，骨节疼痛，食物进退，有时喘嗽。其虫遇丑亥日食起，醉归肾俞穴中，四穴轮转，周而复始，俟虫大醉可医治，取虫后，补肾填精瘥育婴散。

治痨取虫经验天灵盖散

天灵盖两指大，以檀香煎汤洗过，用酥涂炙，咒七遍云：雷公神，电母圣，逢传尸，便须定，急急如律令　槟榔如鸡心者，为末，五个　阿魏细研，二分　麝香别研，二分　辰砂别研，一分　连珠甘遂为末，一本不用此味，二分　安息香铜刀子切，入钵内研，同诸药拌和，三分

上六味研极细，和令匀，每服三大钱，用后汤使下。

薤白二七茎　青蒿二握　甘草五寸许，二茎　葱白二七茎　桃枝以下并用向东南嫩者　柳枝　桑白皮一云桑枝　酸石榴根一云枝。各二握，七寸许

上八味须选净洁处采，用童子小便四升，于银石器内文武火煎至一升，滤去渣，分作三盏，将前药末调下，五更初服。男患女煎，女患男煎。服药后如觉欲吐，即用白梅肉止之。五更尽觉脏腑鸣，须转下虫及恶物黄水、异粪异物。若一服未下，如人行五七里又进一服，至天明更进一服，并温吃。如泻不止，用龙骨、黄连等份为末，熟水调下五钱，次吃白梅粥补之。取下恶物并虫，以盆盛之，其虫或似蜣螂蛇虺，或如蜈蚣、蜘蛛、蚯蚓状，急以油火，并秽物并烧杀之。其身所著衣服荐褥，尽易烧之。食葱粥，将息复元气。主疗数日后，夜梦人哭泣相别，是其验也。如取下得虫，看其嘴，或青赤黄色，可疗；如黑色与白色，乃是食人精髓，不可疗也。虽不可疗，亦绝后患。又合此药时，却不得令患人闻其气息，恐虫闻其气后难取下，并煎时，亦不得令闻知。合药亦不得在病家。

修合药法

凡修合药时，先须斋戒，志心焚香，净扫一室，不得令鸡、犬、猫儿、孝子、妇人、一切秽浊之物来见，然后验。

补肝脏痨极，**金明散**

人参　知母　茯苓　秦艽去芦　丁香　甘草炙　石膏煅各等份

上件为细末。每服二钱，水一盏，葱白三寸，同煎至八分。通口服。

补心脏痨极，**守灵散**

白茯苓　丁香　诃子各一两　桔梗　芍药　羌活　甘草炙各一分

上件为细末。每服二钱，水一盏，入银耳环一只，葱白三寸，同煎至八分。通口服。

补脾脏痨极，**魂停散**

白药子　桔梗　人参　诃子皮　茯苓　甘草炙　丁香各一钱

上件为细末。每服二钱，水一盏，入蜜一匙，同煎至八分。通口服。

补肺脏痨极，**虚成散**

枳实去瓤，麸炒　秦艽去芦　白茯苓　芍药　麻黄去节　玄胡索　当归洗净　茴香炒各半两　甘草各一分

上件为极细末。每服二钱，水一盏，银耳环一对，蜜五点，同煎至八分，通口服。

补肾脏虚痨，育婴散

香附子_{炒，一分}　黑附子_{炮，一枚}　白蒺藜_{去角，一分}　木香_{一钱}
白茯苓_{半两}　甘草_{炙，一钱}

上件为细末，每服二钱，水一盏，姜七片，葱白，同煎至七分。空心服。

治传尸痨虫紫庭符

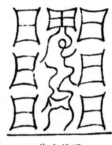

紫庭符图

煞文罡法书之，吞服后，一食顷^①，然后用乳香熏手掌、手背出毛，青红难治，黑者不治，白者可治。

方寸纸书。

凡追虫无真的，世人或以伪术，用物为虫，以图小利，此乃禽兽之所为。今但服紫庭符，静夜预备油铛，明然灯烛，四畔无令暗，才见活物虫走飞，即用擒入油中煎，投长流水，勿顾。然十追方有一二应，谁"谁"一作"谓"可不执也。或患人病轻，则虫无形，不可追，惟梦中见人相别辞去，此其验也。

凡欲求追间虫紫庭符，在本教天心法符篆门备载。如追节

―――――――――

① 项：原作"顿"，据文义改。

次，在祖吾载此后之嗣法教，敬而行之，其验如影彰形，不可轻泄。秘之秘之。

玉堂宗旨治传尸痨虫法终

上葛可久《十药神书》一卷，古豳胡氏所传之方，而后人附四花法于方后，加六虫图于卷末。其方也，痨家所常称；而其书也，当世所希有也。梓氏某需改误字，正句读，乃以家藏本雠校，以与之云尔。

元禄三（庚午）六月，养志堂人志
一条通镜石町，富仓太兵卫刊行

跋 ①

　　吾吴天士叶先生凡治吐血症皆祖葛可久《十药神书》，更参以人之性情，病之浅深，随宜应变，无过不及，治无不愈。然亦治之于初病之时，与夫病之未经深入者。若至五脏遍传，虽卢扁亦莫可如何矣。家藏此书有年，几获脉望，故亟付梓，然书中仅列十方，世皆以方少忽之，不知十方中错综变化有几千百方。故复采周氏之说，使人粗晓。业是者，更察虚损二字，分自上而下，自下而上，自不致概以六味开手矣。

古吴瘦樵程永培识

---

① 按：以下三家跋均出于元·葛可久撰《十药神书》，清末·曹炳章重刊订正本。

此叶天士家藏秘书也，前此流传皆为赝本。余归田后，始得原书，重为订注，附于《伤寒论》《金匮要略》之后。盖以《伤寒论》《金匮要略》为万古不易之准绳，而此书则奇以取胜也。然奇而不离于正，故可取焉。

闽长乐陈念祖识

姑苏葛可久先生精通方术，与丹溪朱彦修齐名，所著《十药神书》专治虚损。虽编中仅列十方，而用药之次第，逐一条陈。吴航陈修园谓其"奇而不离于正"，诚哉是言也。顾前此流传皆为赝本，修园解组后始得原书，重加注解，将刊附于《伤寒论》《金匮要略》之后而未果。乙卯岁，萱从旧书坊中得一钞本，于今三年矣。遍询方家，俱无是书，不敢私自秘藏，因作汤方俚歌，亟谋附梓，以广其传，庶不负先生寿世寿人之意云尔。

　　　　咸丰岁次疆围大荒落季冬后学林寿萱谨跋

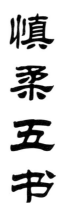

慎柔五书

明·胡慎柔◎撰

清·石震◎订正

清·顾元交◎编次

何振中◎校注

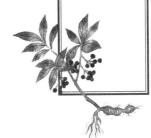

内容提要

　　《慎柔五书》（五卷），明·胡慎柔（1572-1636）撰，胡氏，毗陵（今江苏常州）人，字慎柔，自幼聪敏好学，有慧眼，由儒为僧法名住想；因病习医，师从泾县查了吾、太平周慎斋，医名闻于吴会间。本书共五卷，首卷述师训，记载了慎柔从师的诊间心悟，随闻随述；卷二述治病历例，介绍了一些治疗虚损的经验；卷三、四述虚损痨瘵，末卷为医案，记载慎柔治各类疾病的经过。本书是治疗虚劳的各著书中凡治诸证，皆以保脾胃为主，渊源本于李东垣，而化裁宗诸薛氏，其于虚痨之症，截然两分，治法不混，更发前人所未发。

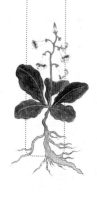

校注说明

　　本书点校的底本采用：《续修四库全书》收载清·顺治石震刻本影印原书版（见《续修四库全书》1005册）。参校本包括：中国中医科学院图书馆藏明·胡慎柔撰述、清·石震瑞章父订正、顾元交夐尹父编次、程永培（瘦樵）校《慎柔五书·六醴斋医书十种》，清乾隆五十九年甲寅（1794）修敬堂刻本；程永培等校《慎柔五书》，清乾隆五十九年甲寅（1794）修敬堂刻本；明·胡慎柔撰述《慎柔五书》，清末·曹炳章原编《中国医学大成》第十九册，上海科学技术出版社重刊订正本，1990年。

　　凡书中原文错误之处均作改正，并于注释中标明所改之处及改正依据。书中出现繁体、俗体、异体字或通假字，均据文义及校本径自改作常用简化字，不出注解；如"抹"作"救"，"囏"作"艰"，"翕"作"吸"，等。

　　另外，《慎柔五书》"卷三"之"亢则害承乃制论"附图，出于本院图书馆藏程永培等校《慎柔五书》，清乾隆五十九年甲寅（1794）修敬堂刻本。

校注者

2020年1月

序

　　士生于叔叶，不能希志轩冕，又不能遂逸丘樊，其或隐身以利物，混俗以弘道，往往以技显于时。史家列方伎，日者、仓公并传；刘歆较中秘书，占候、医方并载《七略》。一则定犹豫于几微，一则救艰危于呼吸。学医乎？学卜乎？吾学医矣。予自壬午逮乙酉间，连岁作客，几罹兵革者数矣，乃退而悬壶市上。予岂妄诞哉？恃吾友石氏瑞章为之依表也。予之知瑞章，由于先知有胡氏慎柔。慎柔以医隐于僧，物故有十年矣。予交之在二十年之前，先是吾师熊鱼山先生夫人得奇恙，随宦游，遍叩青囊终无济者。予推毂慎柔，竟以六剂奏效，再数剂全瘳。自是，予与慎柔同客于先生松陵治所者一年，既得朝夕领绪益，又尽收起枕匣之秘，得抄本盈尺。辛未年，予北游太学，携之簏中。会鱼山先生以黄门罢归，思慎柔不可得见，欲尽索其书。予不敢私，而紫编丹笈自吴入燕者，又自燕入楚矣。寻又遭寇猕猖，先生携家迁播，闻其书已久没兵火中。乃慎柔即有另本，亦已星散不可问。比年来，予与瑞章友善，每与促席研究医旨，兼诸家之长，深望洋之叹，青过前人，玄成奥帜。然终于不忘所自，思①慎柔不少辍，而虚怯一门尤推独步，遂出其遗书即予，向所授受者也。予为庆幸

---

① 思：原作"口"，据清末·曹炳章重刊订正本改。

及感慨者。久之，瑞章遂谋之枣[1]梨。盖传其学，传其人，起膏肓于未形，驱府俞之沉患。瑞章之业广矣，瑞章之庆长矣，瑞章齿少于予，其学窥源海，宿儒不能过，刀圭入口，僵者立甦，所在户外履满，所著述甚博。丽名诸生，身故在隐显之间。予则灰心，将以越人老矣，惟瑞章有以导予。

虞尹顾元交书

---

① 枣：原作"菑"，据清末·曹炳章重刊订正本改。

慎柔师小传

　　师毗陵人，胡姓，本儒家子。生而敏慧，稚年寄育僧舍，长寻薙发，法名住想，字慎柔。性喜读书，凡一切宗乘以及儒书经史子诸编，无不究览，心血耗疲，得瘵疾，几不起。时查了吾先生寓医荆溪，师往求治，岁余获痊。了吾先生，泾县人，为太平周慎斋先生高座。师颖悟沉静，了吾先生深器之。欲授以己学，师由是执挚，事先生十余年，先生惧其学识过己，乃令往从慎斋先生，与薛理还谐行。理还亦毗陵人，予于己卯春曾识荆于嘉禾，时年已逾七十，因出了吾生平所验案及禁方，赠予。予自此益尽窥了吾之学，慎斋先生名满海内，从游弟子日众，师随侍，每得其口授，语辄笔之。先生初无著述，今有语录数种行世，多师所诠次也。师自是归里治病辄应，履日盈户外。然性好施，虽日入不下数金，而贫如昔。岁庚午，吴江宰熊鱼山先生夫人抱奇恙六七年矣，延师至以六剂奏效，一时荐绅士大夫咸服其神明，因往来吴会间，里居之日少。岁壬申，予时习岐黄家十余年，雅慕师，每相过从谈论，辄达曙忘倦。师每忾生平所学嗣者寥寥，言之慨然，然窃谓师貌古神暗，当得永年。亡何，丙子仲夏，忽示疾，以手札招予，授生平所著凡虚损一、瘵瘵一、所箹记师训一、治病历例一、医案一。又数日，竟脱然去，年六十五，距今又十年矣！予将其书寿之于梓，因为之传。

石震

目 录

🪷 卷之五　医案第五

师训题辞

石震

师训者，查了吾先生麈头之言，而慎柔述之者也。刻《慎柔五书》，而先之以师训者，志所自也。应酬驳剧，随感随发，非著撰也。晨昏风雨，随闻随述，非笺疏也。故其言多直率而不文，其词章多琐屑而无脊。然正如道家之丹源，禅家之宗旨，得其单词片语，即可该贯万理。今又错综原文，依类连举，稍加序秩，无伦次而今有伦次，使学者，便为观览焉。是编出，不但慎柔祖述了吾之言在是，而慎斋先生之源流，亦可窥豹一斑矣。

卷之一　师训第一

地黄丸为肾家之主剂。盖肾水枯，则肝木不荣；木不荣，则枯木生心火。故用熟地以滋肾，用泽泻以去肾家之邪，则地黄成滋肾之功。肾所恶者，土也，脾家有湿热，则能克肾水，故用山药补脾，用茯苓以去脾家之湿，则山药成补脾之功。木枯则耗水，以山茱萸敛火以润肝；火炽亦能涸水，以牡丹皮泻心火而补心。心足则火不妄起，且下降与肾交，而补肾之功愈成矣。此即《难经》东方实，西方虚，泻南方，补北方之义；又《素问》亢害承制之道也。

凡两手俱数，大便燥者，八物汤。洪大有力，地黄汤；无力，大补汤。脾燥，加山药；脉弦，加芍药；右关浮无力，加丁香；沉无力，加干姜。

内伤，寸脉大于尺脉，此阳盛脉也，宜用保元汤加归、芍引下，则大脉去，而阳气亦内收矣。此从阳引至阴分之法。

内伤，右尺弦弱，不宜用寒凉，以命门火虚故也。

若右关缓有力，缓则为湿，又寸尺弱者，用补中汤加赤茯、苡仁。盖补中补寸弱，赤茯、苡仁行中焦湿，又能使中焦之气下行，而尺脉自和。

右关缓无力，用参苓白术散加黄芪，以补上而益下。

凡在右，以四君子汤加减。欲上，用黄芪；欲下，赤苓、苡仁。在左，以四物汤调理。若左寸洪有力，加木通、黄连、赤茯苓之类。盖木通泻小肠火，小肠为心之腑，黄连泻心，赤茯苓者，赤入丙丁也。

左关浮，用羌、防。左关沉有力，用山栀、柴胡、知、柏之类。左尺有力，加知、柏以泻其有余。盖左有泻而无补，右有补而无泻，则命门火重矣。

凡内伤发热，口干，乃下焦虚寒，火不归元，阳气在上故耳。须温下焦，使阳气下降，则口干自愈。

凡内伤，火在上，水在下，故发咳嗽而喘，此皆滋阴降火所致也。初用桂制白芍、吴萸少许，及甘草、人参、五味、半夏、破故纸、杜仲。一温则火下行，水上升。如或作泻，则阳下行，而胃中所积宿食水谷行动矣。

凡虚损，肺脉大，气喘，下部脉弦细弱微，此皆阳上越而不降，内寒外热，上热下寒之症，用人参一钱，桂制白芍一钱，干姜三分，半夏一钱，五味子十五粒，甘草生炙二分，使温中内收，阳气降下。

凡久病服寒凉克伐过多，以致三阳气衰，致痰凝气滞，以调元之剂治之。阳气一动，则少阳先升，少阳欲先出，前有太阳，后有阳明，遏截不能伸。少阳之气至太阳，太阳与之并则寒，与阳明并则热，遂成寒热症状，非真疟也。其太阳气达，遂有伤风之状，鼻塞、恶风寒之症见矣。阳明气达，则有作泻之症。此时正当调脾补元，分头施治，则旧病尽脱矣。

凡服寒凉克伐之过，遂成血凝气滞，用温补之剂，其痰决行，脉气渐和，须预言将来或有凝血少许。此乃通经，气壮而血行也。

凡脉细数，肾虚；弦数，肝虚；短数，肺虚。此为病重之脉，有胃气则生，无胃气则死。

散数则为心虚。诸数之中，尚有舒徐和缓之意者，是云有胃气也。

凡虚损脉数十数至，尚不细短，按之有一条者，可服独参汤一二两，然后调理。

凡脾脉细弦而涩，则中气虚寒，宜温。直用温药则火起，须益智温之，更用山药以养脾，则益智之温，退居下焦，补命门火，则火生土，遂成连珠之补，而火不起矣。

虚损大便燥者，用杏仁、枳壳、苏梗，则能去宿粪。

尝诊一人，脉右关浮大，乃阳气浮上，症当中寒，果然肚疼作泻，宜用建中汤，收阳入内，而中温矣。

凡持斋人，所食之物皆渗淡，所食之油皆属火。渗淡泻阳，阳虚则火起。此东垣云：持斋之人多胃虚。

凡久病，用补脾、补命门之药，皆燥剂，须用当归身以润肝，恐燥能起肝火故也。

一痰症，曾有人病痴，寸脉不起，脚冷，关脉沉洪，此阳气为痰所闭，宜升、宜降、宜开。用紫苏、陈皮、半夏、赤芍、赤苓、枳壳、干葛、石菖蒲、远志、人参之类。其病欲言而讷，但手指冷。此乃痰闭阳气之病，治宜归脾汤去枣仁、圆眼、黄芪，加石菖蒲、远志、半夏，一补一开一行，后用全料归脾汤，久自愈。

病人久虚，内有宿积旧痰，用参、术补之，久乃吐出臭痰，或绿色痰，当不治。盖积之久，而脾胃虚极不运，故郁臭耳。

一人常梦遗，诊其脉，关中有动脉如大豆圆，此痰凝中焦，幸梦遗，免鼓症。且寸尺俱不起，补中加茯苓、半夏、石菖蒲，亦一升一降之道也。

一人久悲郁，先前五六月倦甚，寻得痴症，只以手空指。人问为何，曰：我欲言而不能也。诊其脉，二尺微而不起，二关洪缓，此阳郁而不能升不能降也。用二陈汤加人参，以开痰助脾，益以升、柴助阳，石菖蒲、远志、赤茯苓以利湿降痰降火，四剂即安，后服丸剂而愈。

吐血症，初六脉俱洪数，须用茯苓补心汤。盖白茯苓能守五脏真气，能泄肾中伏火，能泻脾湿以健脾。二三剂后，数脉稍退，尚洪，以地黄丸纳气。洪稍减，至弱，以四君子加减，补脾生肺，肺生水之义。如或见血，加丹皮、熟地。右关有火，加山药；左关有火，加山茱萸；左关左尺有火，加茯苓、泽泻、熟地。

一人吐血后，右关、尺洪，大便燥，口干，用白芍、甘草、人参、苏梗、归身各五分，枳壳五分，杏仁四粒，黄柏二分，二剂。下即润，诸症即退。

凡欲止吐血，须炒黑干姜、五味子二物。以干姜性温，且血见黑即止；五味子味酸，能收逆气。

一人头面俱痛，服寒凉药多，其脾胃脉细涩，左尺亦涩，左寸、关洪，此下焦寒而火邪逆上之故也。用羌活五分，酒炒防风五分，酒连一分，酒芩三分，白茯苓一钱，人参二钱，甘草五分，半夏一钱，破故纸一钱，枸杞子一钱。二服，脉即粗而不细，而头痛亦除。

治梅核气，用四七汤加人参一钱、干姜三分、细辛二分、桂芍一钱、半夏一钱，此皆下气散痰，温中升阳之剂。非细辛之升阳，上焦无阳，则痰气焉能得动。

凡痨瘵病，须用金银藤叶煎汤药。如肺虚，加保元、五味子；心脾虚，归脾汤；六脉俱有火而虚，八珍；脾肺虚，补中；

肾脉洪大，地黄汤。

凡病久呕，用补脾下气之药，其中须用当归钱许，以润下枯。盖气在上，久而不下，下无津液，故用润之。然脾胃虚而呕者，又忌当归。

五月火月，六月湿月，火旺则生湿，二者相并，肺金受克，则热伤气，而痿倦之疾作矣。故设清暑益气之法。黄芪助肺，人参助元气，甘草泻心火，则元气复而肺气清；湿热盛而胃气不清，故加苍术；湿热在中而饮食不化，故加陈皮、青皮以开胸膈，加神曲以助消饮食；小便赤涩，加泽泻以去下焦之湿；口渴，加葛根以解肌热，又能接胃家津液上润；胃家湿热盛，则肾水受克，加黄柏以救肾水；湿热盛则阳气遏而身热，加升麻以升阳，又走表以益阳；而门冬清心，五味敛肺，恐湿热伤肺故耳。

五苓散为四五六月时令之药，盖湿热盛，则三焦气不清，上咳中满下泻等症作矣。猪苓清上焦，茯苓清中焦，泽泻清下焦，恐湿盛而脾不化，故用白术以健脾。然阳气不到，则湿不去，譬如日所不照处，地不易干，用官桂之辛升至表，引表之阳气入里，里得阳气，而湿即行矣。此方可升可降可吐。欲吐，先煎前散冷服，次饮热汤一碗，即吐；欲利小便，温饮；欲发汗，热饮。

时至初秋，阳气下坠，因夏初之湿热，尚在胸中，而有痞满不宽之症，须用不换金正气散以去湿，湿去则金清，金清则降下之令复，譬如主人久不在家，家中秽污所塞，须扫除秽污，以俟主人回之意。

截疟方，用白术五钱，当归三钱，陈皮二钱，雄丁香五枚，乌梅三枚，母丁香四枚。水一大碗，浸露一宿，五更，去渣取汁温服。盖凡久疟则内伤，五脏俱虚，内起火，发热。火所畏者水也，以水浸药，略温服之，则火见水而火退矣，火退则诸药皆能成功。白术补脾，当归润肝，陈皮消痰，丁香温胃，乌梅敛肺润下，其病痊矣。露宿以收清阳之气，五更服者，子一阳生，至寅三阳足矣。

凡右关浮缓，此阳气在上，中已虚寒，主肚疼之疾，秋来主有疟痢。盖内已虚寒，受邪已深，至秋，阳气下降入腹，而正气已旺，宿邪不能容，故发此二疾。邪轻则疟，重则痢，皆正旺而邪退故也。

疟疾，二尺细，此下焦寒也，温下则疟可以去矣。不然，亦成胀。

凡豁大脉，久病按下尚有浑浑一条，此阴阳未离，犹可治之。若下无一条，开在两边，此阴阳已离决，不可治。此脉常主作泻，盖豁大阳虚不能固下，而阴与阳不相合，故下不禁而作泻也。

凡久病人，脉大小、洪细、沉浮、弦滑，或寸浮尺沉，或尺浮寸沉，但有病脉，反属可治。如久病浮中沉俱和缓，体倦者决死。且看其面色光润，此精神皆发于面，决难疗矣。

凡肝脉细，余脉和缓，周慎斋用补中汤加枸杞即愈，以枸杞补肝故也。

凡寸脉大，阳邪胜，则病者乱而言神；阴脉胜，则病者乱而言鬼。

病重药宜轻宜少，只以固中剂三四味，渐渐取效。

内伤寸脉大于尺脉，此阳脉盛也，宜保元汤加归芍引下，则大脉去而阳气亦内收矣。此从阳引至阴分之法。

大抵吐极难医，泻极难医。

凡久病，左尺浮大，宜补肺气，须保元加白芍、白茯苓之类，盖金能生水之义。

大抵病在上，宜求之下；在下，宜求之上。

凡用药，有用味留气者，须热饮为妙。倘有畏服热药者，以水洒药面上，即气收在内，是留气也。

凡四时之令，皆有寒热温凉，有及时来者，谓之正令。譬如春宜温而反寒，谓之不及；春宜温而先热，谓之太过。宜温而寒，用香苏散解之。如当春得正令，夏初反复嶙峭，其春初之令未除也，犹宜香苏散解之。倘春遇极温，即为太过，则口渴舌燥之症见矣。第发热而不恶寒者，谓之温病。此温令之过，治有温病条说具。四时各有时令之病，各有时令之药，咸以此类推之。

若夏时四五六月正当夏令，而寒凛凛犹春初之意，香苏犹不免耳。若当时小便赤、口渴等症见，此时令症也，宜五苓、清暑益气、十味香薷之类治之。若当时不热，至秋七八月天气暑热，人患前症，仍以前汤治之。是治其不及之症，而调其不及之候也。

譬如春天正令，三月温和，偶或风寒大作，即有感冒伤风寒之症。若五六月正令大热，偶或大雨，遍地尘热之气，为寒雨逼入人家，即为受暑之症，宜清暑益气汤解之。

凡诊老人及病人，六脉俱和缓而浮，二三年间当有大病或死，何也？脉浮则无根，乃阳气发外而内尽阴火也。用保元或建中服之，则阳气收于内，即反见虚脉，或弦或涩，此真脉也，宜照脉用保元助脾之剂，脉气待和，病亦寻愈，寿有不可知者。

大凡内伤症，下俱虚寒。

凡病，肺脉浮大，即喘，用温脾敛肺之药，敛不下则成胀，既敛下，肺脉犹大则成疟。若遍身发疮，浮大无妨矣。右关浮大则肚疼，建中敛之则已，敛不下则成痢，皆内伤之症。

历例题辞

石震

语云：百闻不如一见。固有著书盈栋，而见之施行，则胶瑟罔效。宋义谈兵，非不娓娓，而一用辄蹶，曾不如一小卒之久于行间者，迹所睹闻，恒为《七书》《韬》《略》所未经道，此无他，其所阅历然耳。慎柔之学，既深入慎斋、了吾两先生之室，则于虚劳两症，宜为专家。所谓得诀回来，千书万轴，数言可了，更为躬行体验，要语无多，发前人之未发，开后人之津梁。慎柔固有功于今古哉！故为列虚劳历例，次于师训云。

卷之二　医劳历例第二

尝治虚损，脉缓五六至，但咳嗽、发热、无恶寒、喉痛、喉梗等症，以为可治。服保元、四君之类十余剂，咳嗽略可，热亦微退。至二十剂外，咳嗽反甚，热又如故，而身反不能展侧，两足渐无力，至不能行而足蜷。此何也？缘下焦肾气衰惫，而百骸间无津液涵溉，且阳气不能四达，脾肺之气不能下输，故足无力而蜷。虽药有效，病难暂减，终不治也。

尝治虚损，六脉俱数，有神而和缓，虽数十余至，不妨可治，初用四君加黄芪、五味子。十数剂后，数脉渐减，仍带和缓意，可治之。若退出，细如丝，尚数，决不可治。又有退出如丝而不数，此犹有胃气，无肚疼作泻，而饮食如常，亦可保元、参、术调理，二三年愈。然所云服药后数脉渐减，和缓有神为可治者，亦须三月见功，年半方痊愈。又须看年力之衰壮，及精神脾胃之强弱也。若服药后，脉虽和缓，而腿足渐无力，如前所述，且痰嗽不止，脉虽缓，治之无益焉。然或如前症，足虽无力，而热已退，嗽减，饮食如平人，此脾气尚强，犹可迁延岁月。又有如前症，六脉俱和缓，服前剂，热退而脉渐弦，反作泻下血，此平时经络留血，为火热煎熬而成者也。下半月或十日五日自愈。下血时，能饮食，不死；不能饮食，精神倦怠，死可立待。其用药，健脾保元气为主。腹痛脉弦理中汤，恶心饮食少六君子汤。无此二症，用四君、保元治之。盖下血者，邪气从下窍而出也；又有变作伤风状者，邪气从上窍而出也，宜温肺助脾之药，亦得半月而愈。又有六脉俱和缓，数八九至，服前剂，先右三脉退去二三至，左脉尚数不退，是右表先退，左里未退也。至数脉尽退，病将痊愈，左脉犹比右脉多一至，足见表退而里未和耳。《难知》云：伤寒以左为表，右为里；杂病以右为表，左为里。信然。

慎斋师尝云：凡病求汗不出者，不治。虚损，六脉俱数，服滋阴降火之品，不及四五十剂者，犹可治之。如服至数十剂及百剂者，真元耗尽，虽脉大洪缓，中已无神，因用补剂即退去，洪缓变为细数，即渐痿困不起而毙矣。戴人：年少不妄服药，易治。正此谓也。又或服寒凉未多，用保元、四君加生姜一二钱，一二十剂，求汗不出，而洪缓之脉不退，亦属难救，或虽无汗，而洪缓渐减，病亦渐去，且能饮食，则无妨矣。如此脉，大抵秋冬易治，春夏难疗也。

凡虚损，三四月，脉虽数，尚和缓，六七至。若逢春夏火令，津液枯槁，肾水正行死绝之乡，肺绝脾燥，无有不死者。若秋冬，火令已退，金水正旺，脉虽数，可治也。然使病者，骨立、喉哑、喉痛、寒热、脉细数、肚疼作泻，亦不治。如前症欲求治，初用补剂，病当反重，何也？病已延至三四月，服药已多，其不效者，必过用寒凉，病者五脏愈虚，邪火愈炽，初用补剂，或数帖，或一二十帖，邪火一退，反觉头眩、恶心、骨疼、脚酸、神气昏懒、不思饮食。倘脉不细数，而带和缓，急用保元、四君大剂连服之，便安寝半日或一日，睡觉即精神顿爽。再一剂，再寝，饮食渐增，则可治矣。倘脉细如丝，肚饱昏愦，即属难治。

凡虚损病久，脉虽和缓，未可决其必疗。盖久病之人，元气虚弱，脉气和缓者，假气也。过七八月，间服补剂，病得渐减，此生机也。或延至十一月，一阳初动，阳气渐升，内气空虚，无以助升发之机，则变憎寒壮热。服补药十余帖，寒热渐退，犹可延捱，调理至二三月不变，得生矣，否则不治。缘春木旺，脾肺久病气衰，不能敌时令矣。

尝医新病，或痢或杂病，初时有邪，脉浮数。用按病药数剂，数脉即退，病亦向安。再数剂，即倦，脉反觉浮数，此时不可谓尚有邪也。盖邪退而神气初转，故浮，只宜保元汤养元气。浮数之脉，得微汗而退，此乃阳气升，元神足，而邪自退之法也。倘不识此，仍以祛邪之药治之。精神日损，肌肉日消，久之变为虚劳矣。

凡病遇时节则变换不定，或又加者，盖遇时节，则天地之气或升或降，而人身之气亦应之，病者精气尚充，犹能与时令相应。若元气久虚之人，无以助升降之气，上升则头眩呕哕，下降则足热身寒，反为气候所牵，而身不能为之主矣。

脾胃病，十分虚，死于初春，亦有望春而死者；八分虚，死于孟春；五六分虚，死仲春。及医之不得其当者，虽原无死道，而业已医坏，至季春不能挨矣。清明前后二三日，尤为不爽。

肺肾病，起于春，十分虚，死于初夏，亦有望夏而死者；八分虚，死于仲夏，六分虚，死于季夏。

凡久病，服药后六脉俱和，偶一日诊之，或细或数，或虚弱，或变怪异常，即当细问起居之故，或有一晚不睡而变者，或因劳碌恼怒，或感冒风寒，各随其感而治之。治之而脉终不和，此为难治。一晚不睡或劳伤者，则用补中助元；伤饮食，则用盐汤探吐，后以二陈加减消食之品佐之；若房劳者，脉虽变而病不变者，犹可以平日调补治之。倘病与脉俱变，调之不和，决难救矣。秋冬尚可冀幸，春夏万不可为。若伤暑者，宜少撤帷闭，以治暑法治之。若冒风寒，以温肺加风药散之，一二剂即和，乃可；若不转，亦不治。大抵易于秋冬，而难于春夏，亦观人脾胃元气而消息之，不可轻忽，妄许人以易治。

尝治一产后妇人，素有劳症，一年前，以八物汤愈，然连连绵绵，未为全去。次年得产，正癸亥，属戊癸化火之年，天气炎甚，时医虽用人参，仍以山楂能解参毒间之，致寒热作泻。余诊之，脉数九至，尚不短，用保元加干姜、熟附一分，四剂，数脉退减。再清晨诊之，按下浮缓，但去着骨，指下细弦如丝，数脉如故。予曰：不可为矣。彼恳求不已，用桂制白芍五分，炙草五分，参、芪各五分，作建中汤之意，服至八剂，数脉退，几六至。又四剂，几五至。彼以为愈矣，遂止药。此四五六月后，脉转弦细而殁，此案有神前论，故附之。

虚损门题辞

虚劳两字，世皆笼统言之，不知症有不同，治有相反。予幼年初闻慎柔之教，辄云损病自上而下，劳病自下而上；损病传至脾至肾者不治，劳病传至脾至肺者不治。以劳法治损，多转泄泻；以损法治劳，必致喘促。于此之泾渭不明而懵焉，以怯病该之，其能免于南辕北辙之相左乎？丹溪立相火之旨，惟以四物滋阴，阴阳之义久为晦塞。《内经》益火壮水，分别之理，岂好为多事哉？嘉隆间，薛立斋先生出，而医学于丹溪，方得一变；慎斋先生嗣出，而医学乃得再变。至我慎柔，乃为集先贤之法，及授受之源流，以虚损劳瘵，截然分为两门，而金箆[1]家始煌然再添一炬矣。夫近代《原气论》一书，以先后天分阴阳，即以先后天立治法。余窃谓先天固有损者，非后天损之，无以致病。后天既损之矣，而先天又何能无损？治先天者，治后天耳。岂能舍后天而治先天，愈玄愈奥，总缘作者非真实生平得手[2]，说玄说奥何益也。简而备，明而确，其在此编乎？

---

① 箆：据清乾隆五十九年甲寅（1794）修敬堂刻本作"篦"。
② 手：原作"乎"，据清乾隆五十九年甲寅（1794）修敬堂刻本改。

卷之三　虚损第三

脉　　法

《脉经》曰：脉来软者为虚，缓者为虚，微者为虚，弱者为虚，弦者为虚，细而微者血气俱虚，小者血气俱少。

仲景《要略》曰：脉芤者血虚，沉小迟者脱气。又曰：血虚脉大，如葱管。又曰：脉大而芤者脱血。

慎柔先生云：浮大脉，见于右尺，为假火，假火按内伤施治。

凡损病脉数，为胃气不足。若转缓弱，即胃家生发之兆矣。左尺微细不起，右尺带数或浮大，调治非二三年不愈也。

紧数之脉，表里俱虚，紧为寒伤卫，数为血不足。

脉紧则肺气不足，不能卫皮毛而畏风寒。脉数则阴虚火动，脉紧有胃气，脉数则无胃气。

内伤作泻，而肺脉豁大者，难治。

病久而脉弦者，转疟方愈；脉缓者，转痢方愈。盖久病得气血活动，故转病也。脉数不得汗，即生肿毒方愈。

两尺无脉，是浊阴在上，痰凝气闭，肺不下降，金不能生水，而成痰厥。经曰：上部有脉，下部无脉，其人当吐。吐则浊痰涌出，上部疏通，肺气下降于肾，少阴上升于巅，而有生发之机矣。

仲景云：阳脉涩，阴脉弦，当腹中急痛，尺为阴，寸为阳，阴脉弦，水挟木势而侮土也。阳脉涩者，涩为气有余，是气分有伏火也。火郁在上，水盛在下，故腹急痛。

寸口脉微，尺脉紧，其人虚损多汗，此阳弱也。卫气弱，名曰愶；荣气弱，名曰卑。愶卑相抟，名曰损。

寸口脉微而涩，微者卫气衰，涩者荣①气不足，卫气衰则面色黄，荣气衰则面色青。荣为根，卫为叶，枝叶枯槁，而寒栗咳逆，唾腥吐涎沫也。

趺阳脉浮而芤，浮者卫气衰，芤者荣气伤，其身体瘦，肌肉甲错，浮芤相抟，宗气衰微，四属断绝。

寸口脉微而缓，微者卫气疏，疏则其肤空；缓者胃实，实则谷消而水化也。谷入于卫，脉道乃行，水入于经，其血乃成。荣盛则其肤必疏，三焦绝经，名曰血崩。

趺阳脉微而紧，紧为寒，微为虚，微紧相抟，则为短气。少阴脉弱而涩，弱者微烦，涩者厥逆。

趺阳脉不出，脾不上下，身冷肤硬。

少阴脉不至，肾气微，少精血，奔气促迫，上入胸膈，宗气反聚，血结心下，阳气退下，热归阴股，与阴相动，令身不仁，此为尸厥，当刺期门、巨阙。

脉见短数，则无胃气，细数、紧数，俱非吉脉。

洪大，按之下者，虚损之脉。

凡虚损之脉，命门火旺，肾水不足，心火克金，木燥土干，

---

① 荣：原作"卫"，据清乾隆五十九年甲寅（1794）修敬堂刻本改。

五火交炽，若用知、柏之品滋阴降火，是犹干锅红烈之中，倾一杯之水，反激火怒，立地碎裂矣。若脉带缓，是胃气未绝，犹可调理，用四君加山药，引入脾经，单补脾阴，再随所兼之症治之。土能生金，金自生水，水升火自降矣。

虚损，肺脉豁大者，须防作泻。

江篁南云：得之好内者，其脉芤而驶^①，真阴损，热内生也。缓而弱者，重伤于苦寒剂也。

汪石山云：凡见数脉，难治，病久脉数，尤非所宜。

脉或浮涩而驶，或沉弱而缓者，脉之不常，虚之故也。虚损，转潮热泄泻，脉短数者，不治。

损脉致病次序

扁鹊曰：损脉之为病若何？一损损于皮毛，皮聚而毛落；二损损于血脉，血虚不能荣于脏腑；三损损于肌肉，肌肉消瘦，饮食不能为肌肤；四损损于筋，筋缓不能自收持；五损损于骨，骨痿不能起于床。反此者，至脉为病也。从上下者，骨痿不能起于床者死；从下上者，皮聚而毛落者死。

又损脉损症

扁鹊曰：一呼二至，一呼一至，名曰损。人虽能行，独未着床，血气皆不足矣。再呼一至，再吸一至，名曰无魂。无魂者当死。人虽能行，名曰行尸。

---

① 驶：即"快"，下文相同。

治　损　法

扁鹊曰：治损之法若何？损其肺者益其气，损其心者调其荣卫，损其脾者调其饮食、适其寒温，损其肝者缓其中，损其肾者益其精气。

五脏逆传致病诀

汪石山云：余治一人，年二十余，病咳嗽、呕血、盗汗，或肠鸣作泄，午后发热。诊其脉，细数无伦次。语之曰：《难经》云：七传者，逆经传也。初因肾水涸竭，是肾病矣。肾邪传之于心，故发热而夜重；心邪传之于肺，故咳嗽而汗泄；肺邪传之于肝，故胁痛而气壅；肝邪传之于脾，故肠鸣而作泄；脾邪复传之于肾，而肾不能再受邪矣。今病兼此数者，死不出旬日之外，果期而殁。所云邪者，因自病之极，不能自安而侵凌于上也。

虚损死证

《经》曰：肉脱热甚者死，嗽而加汗者死，嗽而下泄上喘者死，嗽而左不得眠者肝胀，嗽而右不得眠者肺胀，俱为死症[1]。

《灵枢》云：皮寒热，不可附席，毛发焦，鼻槁，腊不得汗，取三阳之络，以补手太阳。

---

[1]　症：原作"证"，据清乾隆五十九年甲寅（1794）修敬堂刻本改。

肌寒热者，肌肉毛发焦，而唇槁，腊不得汗，取三阳于下，以去其血者，补足太阴，以出其汗。

骨寒热者，病无所安，汗注不休，齿未槁，取其少阴于阴股之络[①]，齿已槁，死不治，厥亦然。

刘河间曰：虚损之疾，寒热因虚而感也。感寒则损阳，阳虚则阴盛，损自上而下，治之宜以辛甘淡，过于胃则不可治也；感热则损阴，阴虚则阳盛，故损自下而上，治之宜以苦酸咸，过于脾则不可治也。自上而下者，由肺而心而胃；自下而上者，由肾而肝而脾。论曰：心肺损而色敝，肾肝损而形痿。谷不能化而脾损，渐溃之深，皆为虚劳。

寒　热　论

汪石山：论寒热互发者，盖气少不能运行，而滞于血分，故发热；血少不能流利，而滞于气分，故发寒。仲景云：阳入于阴则热，阴入于阳则寒，是也。寒则战栗鼓颔者，阴邪入于阳分也；热则咳痰不已者，阳邪入于阴分也。此则阴阳两虚，故相交并而然也。

慎斋云：伤寒寒热往来，系邪在半表半里；内伤寒热，系气血两虚。气虚则发热，血虚则发寒。

凡肌表发热，皆邪阳胜，正阳虚也。用黄芪、附子，所以助阳。盖阳气既虚，黄芪性缓，不能到表，须得附子雄壮之气，引芪直走于表，助之成功也。

---

① 络：原作"路"，据清乾隆五十九年甲寅（1794）修敬堂刻本改。

五脏致伤

《灵枢》云：神伤于思虑，则肉脱；意伤于忧愁，则肢废；魂伤于悲哀，则筋挛；魄伤于喜乐，则皮槁；志伤于盛怒，则腰脊难以俯仰也。

虚损致病之由

褚先生《精血篇》云：男子精未通，而御女以通其精，则五体有不满之处，异日有难状之疾。阴已痿，而思色以降其精，则精不出而内败，小便道涩而为淋；精已耗而复竭之，则大小便道牵痛，愈疼则愈欲小便，愈便则愈疼。又云：女人天癸既至，逾十年无男子合，则不调；未逾十年，思男子合，亦不调。不调则旧血不出，新血误行，或溃而入骨，或变而之肿，或虽合而难子。合男子多，则沥血虚人；乳产众，则血枯杀人。观其精血，思过半矣。

立斋先生云：夫月水之为物，乃手太阳、手少阴二经主之。此二经相为表里，上为乳汁，下为月水，为经络之余气。苟外无六淫所侵，内无七情所伤，脾胃之气壮，则冲任之气盛，故月水适时而至。然有面色萎黄，四肢消瘦，发热口干，月水过期且少，乃阴血不足，非有余瘀闭之证，宜以滋血气之剂徐培之，使经气盛，水自依时而下。

又云：凡放出宫人，及少年孀妇，年逾三十，两胯作痛，而肤不肿，色不变，或大小便作痛如淋，登厕尤痛，此血瘀渍入隧道为患，乃男女失合之证也。

丹溪云：肾主闭藏，肝主疏泄。二[1]脏俱有相火，而其系上属于心，心为君火，为物所感则易动。心动则相火翕然而随，虽不交合，其精暗耗矣。

亢则害承乃制论

慎斋先生云：在上益下谓之济，以下犯上谓之亢。水火济制，则无病而多寿。譬若火生亢拒，则金气受伤，而金之子为水，水能克火，子报母仇，而火反受其制矣。盖造化之常，生则必克，克则必生，不能以无亢，亦不能以无制焉耳。故又曰：制则生化。所以有病久自愈者，亦亢而自制，剥生复也。苟亢而不能自制，则汤液、针石、导引之法以为之助。譬如水固能制火，而肾水本涸之人，岂能以涓滴救其燎原哉？明乎此理，而补泻运用之妙，自超越于寻常之外矣。

又云：人之一身，生死系于脾胃。凡伤寒、杂病一七后，只当于脾胃求之，始免杀人之咎。东垣云：补肾不若补脾，此之谓也。然调理脾胃之法，须明五行化气制克之理。譬如木乃水生，独水不能生木，水为木之母，克水者土，则为木之父，水土相兼，则少阳木生，此河洛生成之义也。若脾土衰耗之人，金失所养，水枯火炽，木且成灰矣。

---

① 二：原作"泄"，据清乾隆五十九年甲寅（1794）修敬堂刻本改。

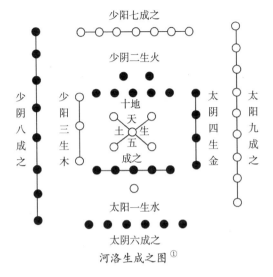

河洛生成之图[①]

　　凡补泻法，泻其有余，因不足者泻之；补其不足，因有余者补之。譬如木盛，因于肺亏，当泻南方以制肝，使火无相克，则肺自清。金衰因于火盛，火盛则水亏，当补脾以养金，则水自长。盖土常不足，最无有余。气血贵于中和，偏胜者乃邪伤也。泻其有余，是泻邪也；补其不足，是补正也。气有余者，非气也，火也。初因气不足，渐化为火，烧烁真阴，为害滋大。人之一身，以血为主，血以气为先，当补血中之气，四物加肉桂；补气中之血，保元汤加减。治病不可忘血，亦不可忘气。忘血则四肢不能用，忘气则体无管摄，平和之药，气血疏畅，宜多不宜少；寒热之药，不过却病，宜少不宜多，多则大伤脾胃。虚中有实，正虚生实邪；实中有虚，实邪由虚致。实以泻为补，虚以补为泻。言不能尽，学者研究之可也。东垣《脾胃论·盛衰用药禁论》岂可不熟读乎？

―――――――――――――

① 河洛生成之图：清乾隆五十九年甲寅（1794）修敬堂刻本加。

虚损误药之辨

凡得劳心、嗜欲、七情、饮食、纵酒、饥饱过度，此内伤也。初不自觉，久则成患，以致身热、头痛、恶寒。或因微热，脱换衣服，腠理不密，易感风寒，症类伤寒，实非伤寒。医不明此，骤用麻黄、紫苏、荆芥大发其汗，热未退，仍以寒凉泻火之剂，下陷清气，浊气转升，故食下腹满，又大下之，故中愈不足，以致汗多亡阳，下多亡阴，阴阳耗散，死不旋踵，实医杀之耳。

伤寒发表，汗透而愈。内伤寒热，间作不齐，发热而微汗至颈或脐而还，口不知味，似疟非疟，或兼泄泻，医与诸伤寒药不愈，如是者，名曰内伤。杂病多端，汗而又热，热而又汗，亦头痛发热，或自语烦躁，不思饮食，遍身骨痛者，用补中益气加羌活；或泄泻而热不退，此阳虚也，补中加附子；头痛甚，加蔓荆子、川芎；或无汗而热不退，亦补中；或咳嗽痰中带红，亦补中。此病里虚不足，反用汗下清利，死可待矣。内伤病中，有泄泻、呕吐、腹胀、疼痛、咳嗽、清涕，四君加和中散，无有不效。

元气藏于肾中，静则为水，动则化而为火。肾者肝之母也，元气足，则肝子足以承乎心。心为主，神明出焉，元气不足，心神失养，相火抗拒，脾土受亏，金衰木旺，诸脏皆病矣。惟胃气不绝，用药力以培之，庶可冀幸万一。生脉散用参、芪或保元之类是也。但见潮热，宜补中。火炽，宜发，用升阳散火汤。虚而不泻，宜血分中补气，保元加滋阴。若泻发困热，宜气分中补血，保元、四君加芍药。泻则加炒松花。如自汗，乃阳气虚，加附子。内似火烁，胸中嘈痛，白术一钱，黄连一分，陈皮二分，神曲为丸，细小，临卧时嚼碎，津咽下三十丸，三日愈，则止。久泻伤肾，用保元兼四神丸。或腹胀，和中散并补中。脉见平和，而病不愈，乃药力未至，不可改换。倘不愈，又脉见细数、紧数，皆邪脉变异，更兼呕吐，不祥之兆也。又口失滋味，不思饮食，不可误作胃绝，是内有虚火，当滋生元气，不可以燥剂动火。盖总以脾胃为主，脾胃四季皆扰，常自不足，伤寒言阳明有余，因火邪郁于胃中，故泻胃中之火耳。

虚损由于内伤证，与外感相似。外感头疼、发热、恶寒，其脉浮紧有力，宜汗解而愈，从表入里，脉洪大，大便燥，宜和解通利之。内伤亦头痛、发热、恶寒，其脉紧数无力，宜补中加羌、防，元气一足，邪气自散。羌活领太阳经而出，前证俱退矣。不效，再一剂，自然见汗，乃愈。庸医不知此理，仍用发表，汗至颈而还，一旦发似疟，作疟治之，又似痢，作痢治之，更加发热，庸医无措手处矣。伤寒脉洪大有力，内伤豁大，似洪而无力，亦大便结燥，仍用清凉汗下解散之法，大伤脾胃，则肺已亏矣。咳嗽吐痰，或吐红痰，又作阴虚火动治之。脾土一损，杂病多端，潮热自痢似疟，且脾虚不能统血，而吐血之症成矣。若因火盛，脾阴不足，血枯之症，亦不可用滋阴剂，当用救阴之法，阴从阳生，阳从阴长之义，人参、白术、莲子、五味、甘草、白茯苓之类是也。恶心，加干姜；不思饮食，加砂仁；胸中气滞，加陈皮；泄泻，去陈皮；汗多，加白术、黄芪；恶寒，加肉桂；吐红，去桂。若泄泻而诸药不愈，胃虚而难受药者，陈腊肉骨灰、陈米锅焦，共三分，炒松花一分，米糊丸，人参看轻重虚实用之，煎汤送下六七十丸。此法活人多矣。

虚损秘诀

虚损之起，或久遇劳碌，损伤阳气，遂发热，渐至咳嗽，或伤风失治，或治之不当，亦成此症。或伤寒汗下失宜，久之遂成寒热之症，或饥饿伤脾，饱食伤胃，治之不妥，亦成此症。大凡百病后发热不止皆成此症，是皆阳气虚弱，倒入于内，便化而为火，而发热也。须用保元或四君加黄芪，再加干葛以开肌，紫苏以开皮毛，病未多日者，服十五六剂，则自然汗来。譬如夏天郁蒸一二日或三四日，遂大雨方凉，阴阳和而后雨泽降也。又如秋冬阳气降入地中，则井水温暖；至春夏阳升，则天地和暖，万物生化，井中水冷彻骨矣。何内热之有？损病初发，十数日间，未经寒凉药，可用火郁汤、升阳散火汤及补中益气汤。若久之，则火郁汤不宜用矣，保元、四君继之，此为第二关。盖元气已虚，只助阳气，不宜散火，误以当归、地黄补血，并黄柏、知母苦寒，有形重味，反伤无形阳气。阳气愈弱，愈不升发，阳绝则阴亦随之而绝，损病之死，职此故也。

损病六脉俱数，声哑，口中生疮，昼夜发热无间。经云：数则脾气虚，此真阴虚也，此第三关矣。则前保元、四君子剂，皆投之不应，须用四君加黄芪、山药、莲肉、白芍、五味子、麦冬，煎去头煎不用，只服第二煎、第三煎，此为养脾阴秘法也。服十余日，发热渐退，口疮渐好，方用丸剂，如参苓白术散，亦去头煎，晒干为末，陈米锅焦打糊为丸，如绿豆大，每日服二钱，或上午一钱，百沸汤下。盖煮去头煎，则燥气尽，遂成甘淡之味。淡养胃气，微甘养脾阴。师师相授之语，毋轻忽焉。

损病汤药加减法

有汗，用黄芪蜜炙；无汗，煨用；胃虚，米泔水炒用；表畏寒，酒炒；嘈杂，乳汁制；表虚，芪多。泻火，生甘草；热盛，芪、草多；无汗，加干葛、防风、升麻、柴胡；久病热不退，去表药，只用保元；血虚，加当归；脾虚，加白术；渴，加麦冬、五味，虚烦，亦加；不睡，加酸枣仁；头痛，宜补中益气加川芎、蔓荆；小水不利，加牛膝、茯苓；心神不安，加茯苓、远志、酸枣仁；退火，多用参、芪；虚而动火，少加炒黄柏；小便不通，或赤或白，用黄柏、知母酒浸炒各一两，肉桂一钱，为末，滚水为丸，空心服百丸，小便下异物为验。腰痛，姜汁炒杜仲；恶寒，加官桂；恶心，加干姜；自汗虚寒，加附子。内伤发热不退，莫如补中益气加附子，芪、草倍之，甘温除大热故也。腹胀，恐成中满，补中加附子、姜、桂、吴萸、青皮、麦芽、神曲、枳壳之类，随手用之；虚浮，加羌活、防风、茯苓，风能胜湿故也。去病之药，不可多服，恐泄真气，人无气不生。气常有余，血常不足，前药皆补血中之气，血无气不行，须用保元。独阴不生，独阳不长。保元者，保血之元气耳。

人禀天地之气，犹恐阳陷于阴分，常使胃气有春夏之令，故宜大升大举，使清阳发腠理，浊阴走五脏是也。盖人以血为主，胃乃生血之源，若元气不足，陷于阴分，则通身化为虚火，变异无常，人死莫知其故，何也？人天庭属阳，下体属阴，天庭一倒，其死即速者，上阳不生而阴气绝也。故天之阳气上升，即地之阴气不绝；人之阳气升举，即血之阳布于四肢，何病之有？倘阳一不升，则气凝涩，诸病生焉，圣人固不过升降浮沉之法耳。

虚损诸病，久之皆属脾虚，脾虚则肺先受之。肺病，不能管摄一身；脾病，则四肢不能为用。谨养脾气，惟以保元气为主，或前从疟、痢、吐泻变症，总从脾胃治，则保元兼温脾，勿用血药。盖纵有杂症，火起不必去火，有痰不治痰，宜参苓白术散加减。腹痛，加干姜；腰痛，益智、吴茱萸少许；小[①]腹疼痛亦宜；胃不思食，加砂仁、木香；嗳气，神曲；腹胀，和中散加六君子。久病以温补为主，病急则缓治，攻则散离。书曰：大毒治病，十去一二；中毒治病，十去其五；无毒治病，十去八九。

慎斋先生内伤治法，凡邪火逆行，上乘脾位，用吴茱萸炒黄连[②]者，以黄连泻火，归于其位，所以木沉则火降。凡内伤，清气下陷，阴火在上者，若用寒药，则阳愈陷，火愈炽，火寻窍出，虚者受之，或目痛，或耳聋，或齿痛，从其虚而攻之。

汤 方 门

保元汤

人参一钱　黄芪炙，一钱五分　甘草炙，一钱；生，三分

加煨姜三片，黑枣二枚，去核

水二茶盅，煎八分，空心服。

四君子汤

人参一钱　白术一钱五分　白茯苓一钱　甘草炙，八分

---

① 小：原作"中"，据清乾隆五十九年甲寅（1794）修敬堂刻本改。
② 连：原作"大"，据清乾隆五十九年甲寅（1794）修敬堂刻本改。

异功散

即四君加陈皮。

六君子汤

即四君加陈皮一钱，半夏汤泡五次，晒干，切片，一钱

补中益气汤

人参五分，补气之血　黄芪一钱，炙，补气中之气　甘草炙，七分
当归三分　陈皮五分　白术七分　升麻二分　小柴胡三分

七味白术散　治中气亏损，津液短少，口舌干渴，或口舌生疮，不喜饮冷，或吐泻后口干，最宜服。

人参　白术　木香　甘草　藿香　白茯苓各五分　干葛一钱

四物汤

当归　川芎　白芍　熟地

八珍汤

一名八物汤，即四君四物合。

十全大补汤

即八珍加黄芪一钱，肉桂五分

和中散

干姜三两，炒黑，脾家药　肉桂一两五钱，肾家药　吴茱萸五钱，盐水炒过，肝家药

上为末，治中寒腹痛，或寒泻清水，或饮食伤，嗳麸气，或久痢寒虚。俱用苦烈好大酒，顿半热一杯，调下五分。

生脉散孙真人制

麦冬去心，五分　北五味三分　人参一钱

升阳散火汤

甘草生，二钱；炙，三钱　防风二钱五分　柴胡八钱　升麻　葛根
白芍　羌活　独活　人参以上各五钱

每服五钱，水三盏，煎至一盏，去渣热服，忌寒冷物及冷水月余。东垣云：阴覆其阳，火不能伸，宜汗之。《经》云：体若燔炭，汗出而散者，是也。脉弦而数，此阴气也，风药升阳，以发火郁，则脉数峻退矣。凡治此证，脉数者，当用黄柏，少加黄连、川柴胡、胡苍术、黄芪、甘草，更加升麻，得汗出则脉必下，乃火郁则达之也。

柴胡升阳汤 治男妇四肢发热，筋痹热，骨髓中阳发，因热如火燎，扪之烙手，四肢热者，属脾土，热伏地中，此病多因血虚而得也；亦有胃虚，过食冷物冰水，郁遏阳气于脾土之中。经曰：火郁则发之。

升麻 葛根 独活各三两 防风二钱五分 生甘草二钱 柴胡二钱 炙甘草二钱 人参五钱 白芍五钱

上叹咀，每服半两，水二大盏，煎至一盏，去渣温服，忌食寒冷。

东垣火郁汤 治五心烦热，心火下陷，郁于脾土。

升麻 葛根 防风 柴胡根 炙草 白芍各半两

上叹咀，每服三钱或四钱，水二大盏，入连须葱白三寸，煎至一盏，去渣温服。

以上三方，宜于初发热之时，未服药之前，元气未伤，服之若神；若已经服过寒冷，已伤元气，火气亦馁者，服此反祸，于人无益也。盖虚损初时，可以发之，故劳证内以上三方不与焉。

痨瘵门题辞

慎柔师所谓自下而上者，劳症多系水枯火燥，故特举其大凡，而内有命门真阳衰者，未尝不仍用壮火之法。惟真阳衰，故虚火旺，其源未尝不合，自在按脉识病者，临时之善别，而读书明理者，平日之善会耳。至险怪之症，于痨瘵乃备，既为一门之专牍，不可不竟其详，虽世人不恒犯而适有犯者，岂可无一法以待之？此先圣贤已创于前，而慎柔之婆心，固不厌繁委，次第以备全览。夫著书之难，古今通患，千虑一失，孰能无之，在学者，谅其创始之苦心，而踵事增华，自所望于高明君子耳。予与顾子，特仍其旧闻，稍加删润，未敢以意为补窜也。

卷之四　痨瘵第四

脉　　法

痨瘵脉，酉戌时洪盛，寅卯时细弱者，阳气虚陷也。忌服苦寒，损其阳气，当以助阳之剂，复其寅卯之位，微加泻阴火而已。

若服寒凉，证虽大减，脉反加数者，阳郁也。

右脉大，用保元汤；左脉大，用六味汤。不减，若燥者，以瓜蒌、生甘草散润之。

久病咳嗽气喘，若脉洪数，不可即用补药。如服之，虚火一退，多令人痿倦不起。须先用独参汤以接其气，数日后，数脉渐退，方与调理为是。

总　　论

夫痨者，劳也，非一端可尽，或苦心竭其心脾之神志，或酒色竭其肝肾之阴精，或久痢、久疟、伤寒、伤暑诸症，治之不当，损其气血，伤其脾胃，五脏干枯而火起，以致发热，则金受克，大肠先结燥，而水之源先涸矣，宜见脉见症，用药果当，无不愈者。若初热未甚，继以治法之非，久之即成蒸病。蒸病者，如甑之蒸，热之极也。然使初病，元气尚强，脉气尚旺，照古方用五蒸汤加减二十三蒸之法，亦无不验。治蒸法服之，病稍退，又当察症清心，参用痨病治方，不可造次。蒸病或十日、半月热极，致骨中血凝，便化为虫，张仲景立祛血之法，不使凝血化虫，䗪虫丸、百劳丸是也。倘治之不得其序，不能祛血，血化为虫，是时病人脉气尚充，精神尚旺，犹可救也。如声哑、喉痛、寒热大作、脉细而数、不思饮食、精神视听俱不能支，皆属不治。又有火郁、痰凝、气滞、咳嗽、发热、气喘，葛先生保和汤、保真汤次序用之。火散痰开热退，总归八珍汤调理。又有吐红、咳嗽，脉虽数，有神，不至于蒸极作虫者。脉洪、脉数，虚虚实实，通变在乎心灵矣。

骨蒸由气虚不能化血，血干则火自沸腾，内如针刺，骨热烦疼，或五心俱热，或两肋如火，或子午相应，或昼微恶寒，而夜反大热。虽肾经所主，传变不常。蒸上则喘咳、痰血、舌黑、耳鸣、目眩等症；蒸下则见梦遗、淋浊、泄泻、腰疼、脚疼等症；蒸中则见腹胀、胁痛、四肢倦怠等症。

不问阴病阳病，日久皆能传变。男子自肾传心、肺、肝、脾，女子自心传肺、肝、脾、肾，五脏复传六腑而死矣。有始终只传一经者，有专着心肾而不传者，大要以脉为证[①] 验。

凡气血劳倦不运，则凝滞疏漏，邪气得以相乘，又饮食劳倦所伤，则上焦不行，下脘不通，热极蒸胸中，而内热生矣。凡颈上有核，肠中有块，或当脐冰冷，或无力言动，皆痰涎结聚，气血凝滞之所致，故以开关启胃为先。盖关脉闭，则气血

---

① 证：原作"症"，据清乾隆五十九年甲寅（1794）修敬堂刻本改。

干竭，胃气弱，则药无由行。但阳虚不可偏用辛、香、丁、附之类，阴虚不可用苦寒，古方有开关定胃散，今亦难用，窃其意推之。

虫为气血凝滞瘀血化成，但平补气血为主，加以乌梅、青蒿、朱砂之类，而虫自亡矣。紫河车丹、紫河车丸、青蒿膏、蛤蚧散、天灵盖散选用，惟度其虚实为主。

凡体虚者，宜先用补法，扶其元气，然后用王道之药，佐之以杀虫之剂，如化虫丸，使君子丸之类。或追虫后，而继以温补亦可，不然则虫去而元气亦散。

传尸之说，不必深泥，历观痨瘵，皆因酒色之类，损伤心血，以致虚火妄动。医者不分阴阳用药，病者不思疾由自取，往往归咎前因，甚者疑及房室、器皿、坟墓及冤业、飞尸，递相传疰。古人云：痨瘵三十六种，惟阴德可以断之。不幸患此疾者，或入山林，或居静室，清心戒欲，专意保养，庶乎病可除根。不然，即服药不效。

痨虫须分五脏，常居肺间，正所谓膏之上、肓之下，针之不得，药之不行，只宜早灸膏肓、四花为佳。若蚀肺系，则咯血、吐痰、声嘶、思食无厌。病患至此，未易疗治，当参究古法九虫及一十八种虫名之异，并紫庭取虫诸法。

昼热，行阳二十五度，大抵柴胡饮子；夜热，行阴二十五度，四顺饮子；平旦发热，热在行阳之分，肺气主之，故用白虎汤，以泻气中之火；日晡潮热，热在行阴之分，肾气主之，故用地骨皮散，以泻血中之火。

肝症发热，肉下骨上，寅卯尤甚，泻青丸、人中白散；心症发热，在血脉，日中则甚，单泻心汤、导赤散、朱砂安神丸；脾症发热，在肌肉，遇夜尤甚，泻黄散、三白汤；肺症发热，在皮毛，日西则甚，泻白散，甚者凉膈散；肾症发热，在骨，亥子尤甚，两手足心如火，滋肾丸。

尸注一症，予尝治之，先癸亥夜二更，六神皆聚之时，灸腰眼穴七壮，然后用药，倘不能待，先用药亦可。注病亦似劳症，但两足无力，行则痿痿是也，其治法：六脉洪数，八物汤；脾肺不足，补中益气汤；睡不稳，归脾汤；不思食，六君子汤，随症推类。但煎剂中，须加忍冬叶三钱同煎，《本草》以其叶能治尸注也。

凡治劳症，或男或妇，若淫火不退者不治，不必治之。

骨　蒸　痨

夫骨蒸痨者，由于积热附于骨而名也，亦曰传尸、殗殜、复连、无辜，其名不一。此病皆由肺胃亏损所致。其形羸瘦、泄痢、肢体无力。传于肾，则盗汗不止，腰膝痛，梦鬼交侵，小便赤黄；传于心，则心神怯悸，喜怒不时，颊唇赤色，乍热乍寒；传于肺，则胸满短气，咳嗽吐痰，皮肤甲错；传于肝，则两目昏暗，胁下妨痛，闭户忿怒，五脏既病，则难治疗。立斋云：前症多因经行胎产，或饮食七情而伤脾胃之所致，又或病后失于调摄而成也。

东垣云：发热之症，肺热者轻手乃得，微按全无，日西尤甚。其证咳嗽、寒热，轻者用泻白散，重者凉膈散、白虎汤、地骨皮散；心热者，微按至皮肤之下，肌肉之上，在血脉也，日中大甚，其症心烦心痛，掌中热而哕，用黄连泻心汤、导赤散、朱砂安神丸；脾热者，轻手扪之不热，重手按至筋骨又不热，不轻不重，在轻重之间，在肌肉也，遇夜尤甚，其症怠惰嗜卧，四肢不收，无气以动，用泻黄散；肝热者，按之肌肉之下，至骨之上，寅卯时为甚，其症四肢满闷，便难转筋，多怒，多惊，筋痿不能起于床，用泻青柴胡汤饮；肾热者，按至骨分，其热蒸手，其症骨酥如虫蚀，困热不能起于床，用滋阴丸，此治实热之法也。

薛立斋云：肺经虚热者，用人参补肺汤；脾虚不能生肺者，用六君子汤；脾热移于肺者，用三黄丸；心经虚热者，用补心汤；命门火衰不能生土者，用八味丸；肝虚不能生心者，用补肝散；肾克心者，用附子理中汤；脾经虚热者，用人参黄芪散；土克水者，用承气汤；肾虚不能培肝者，俱用六味丸。

血 风 痨

血风劳症，因气血素虚，或产后劳伤，外邪所乘，或内有宿冷，以致腹中疼痛，四肢酸倦，发热自汗，及妇人月水不调，面黄肌瘦，当调肝脾气血为主。

东垣云：喜怒不节，起居不时，有所劳伤，皆损其气，气衰则火旺，火旺则乘其脾土，脾主四肢，故因热懒言，动作喘乏，表热自汗，心烦不安，当病之时，宜安静存养，以甘寒泻其热气，以酸味收其散气，以甘温补其中气。经言：劳者温之，损者温之。《要略》云：平人脉大为劳，以黄芪建中汤治之。

冷 痨

冷劳者，气血不足，脏腑虚寒，以致脐下冷痛，手足时寒，妇人月水失常，饮食不消，或时呕吐，恶寒发热，骨节酸疼，肌肤羸瘦，面色萎黄也。

立斋曰：前证有内外真寒，有内外真热，亦有内真热而外假寒，有内真寒而外假热。若饮食难化，大便不实，肠鸣腰痛，饮食畏寒，手足逆冷，面黄呕吐，恶见风寒，此内外真寒之症也，宜用附子理中汤以回阳，八味地黄丸以壮火。若饮食如常，大便坚实，胸腹痞胀，饮食喜冷，手足烦热，面赤呕吐，不畏风寒，此内外真热之症也，宜用黄连解毒汤以滋阴，六味丸以壮水。若饮食如常，大便坚实，胸腹痞胀，而饮食喜寒，手足逆冷，而面黄呕吐，畏见风寒，此内真热而外假寒也，亦用解毒汤、六味丸，而宜于热服。若饮食少思，大便不实，吞酸嗳气，而手足烦热，面赤呕吐，不畏风寒，此内真寒而外虚热也，亦用附子理中及八味丸，而不妨温饮，《经》曰：益火之原，以消阴翳；壮水之主，以制阳光。使不知真水火之不足，泛以寒热药投之，则旧病不去，新病复生矣。火之源者，阳气之根，即心是也；水之主者，阴气之根，即肾是也。非谓火为心，原为肝，水为肾，主为肺也。或者亦以命门为火原，未为非是，故用八味丸以益命门耳。

热　痨

热劳由心肺壅热，伤于气血，以致心神烦躁，颊赤头疼，眼涩唇干，口舌生疮，神思困倦，四肢壮热，饮食无味，肢体酸痛，怔忡盗汗，肌肤作疼，或寒热往来，当审其所因，调补气血，其症自减。

立斋云：前症乃壮火食气，煎熬真阴所致也。王太仆云：

如大寒而甚，热之不热，是无火也，当治其心；大热而甚，寒之不寒，是无水也，当助其肾。心盛则生热，肾盛则生寒。然心虚则热收于内，肾虚则虚寒动于中。窃谓前症，若肝脾血虚，四物、参、术；肝脾郁热，小柴胡合四物；脾胃气虚，补中益气汤；肝经血虚，加味逍遥散；肝经风热，小柴胡汤；心经血虚，加味四物汤。午前热，属气分，清心莲子饮；午后热，属血分，四物、参、术、丹皮。热从左边起，肝火也，实则四物、龙胆、山栀，虚则四物、参、术、黄芪；热从脐下起，阴火也，四物、参、术、酒拌炒黑黄柏、知母、五味、麦冬、肉桂，如不应，急用加减八味丸。不时面热，或无定处，或从脚心起，此无根虚火也，用加减八味丸及十全大补加麦冬、五味子主之。以上多出自立斋《妇人良方》峡中，但男女五脏相同，间有少异，其为劳则一也。

痨瘵各症论

夫骨蒸殗殜半卧半起之谓，复连内传五脏之谓尸疰、劳疰、虫疰、热疰、冷疰、食疰、鬼注。疰者，注也。自上注下，与前人相似，故曰疰，言其变有二十二种，或三十六种，或九十九种，令人沉沉默默，寒热盗汗，梦与鬼交，遗泄白浊，或腹中有块，或脑后两边有结核，咳嗽脓血，下痢羸瘦，死而传疰，甚至灭门。更有飞尸、遁尸、寒尸、丧尸、尸疰，谓之五尸。人为其疰者，不自知所苦，虽有狸骨、獭肝、天灵盖等方，未尝效也。惟崔氏灸法，早用有济。

若寒热自汗，面白目干，口苦，神昏，善恐，不能独卧，传在肝也。

若寒热面黑，鼻燥，善忘，大便秘泻，口舌生疮，传在心也。

若寒热面青，唇黄，舌本硬强，言语不出，饮食无味，羸瘦吐涎，传在脾也。

若寒热面赤，鼻白，干燥毛折，咯嗽喘急，吐涎脓血，传在肺也。

若寒热面黄，耳焦，脚胻酸痛，小便白浊遗沥，腹痛，传在肾也已上陈临川先生，未有治法。

立斋云：前症诚然有之，故葛仙翁用獭肝一具，阴干，杵末，水下方寸匕，日三服，未愈，再服。宋宣和间，一法师善考讯鬼怪，时一妇以疾投状，既而如有鬼祟所附曰：非我为患，乃病人命自衰耳，渠今已成虫食肺，故令吐血、声嘶。又屡讯彼所畏何物，云以獭爪为末，酒服之，则去矣。患家如其言，则愈。獭爪即獭肝之类与？元珠云：虫瘵多有互相传染，甚至绝户，此乃冤业相缠及风水所致，虽有符文法水下虫之方，虫去而人亦亡。但能平素保养，或可希免。《救生微旨》云：益气补肺，益精补肾，皆资其化源也。盖人之精血常不足，加之数夺其精[1]，资化失常，则胃气不固，精气滑脱，不能上接阳气，故头重，或气弱食少，元气下陷，脉微外散欲绝而虚洪，或见损脉，总属元气不足，非有外感贼邪之证也。

立斋尝治一妇，素勤苦，因丧子肺病，饮食少思脾病，忽吐血甚多心病而自止，此后每劳则吐数口。瘵症已具，形体甚倦。午前以补中益气汤滋其脾肺，午后以归脾汤养其心脾，送地黄丸滋肾而愈。

---

[1] 精：原作"真"，据清乾隆五十九年甲寅（1794）修敬堂刻本改。

又一女子患前症，反其唇，视有白点，此虫蚀肺也。余曰：急寻獭肝治之。不相信，果咯脓而殁。后闻其兄弟三人皆夭于此症。大凡久嗽，当视其两唇，若上唇有点，虫蚀上部，下唇有点，虫蚀下部。

尸 厥

夫飞尸者，游走皮肤，穿行脏腑，每发刺痛，变作无常。遁尸者，附骨入肉，攻通血脉，见尸丧、闻哀哭便发。风尸者，淫濯四肢，痛而昏沉，遇风雪便发。沉尸者，缠骨结脏，内肿心胁，发则绞痛，遇寒冷便发。注尸者，举身沉重，精神错杂，时觉昏愦，每至节气便发。以上并宜苏合香丸治之。

按丹溪云：凡人手足逆冷，肤栗，头面青黑，精神恍惚，或错言妄语，或牙关紧急，或昏瞀倒仆，吊死问丧，入庙登墓，多有此病，先以苏合香丸灌之，次服调气平胃散。《玉机微义》云：卒厥、飞尸、客忤、鬼击口噤，用麻黄汤；寒厥，表热里寒，则下利清谷，食下则吐，脉沉，手足冷，用四逆汤；热厥，腹满身重难转，面垢，谵语，遗溺，手足冷，自汗，脉沉滑，用白虎汤。若人身忽然不动，目闭口噤，恶声闻响，眩冒，顷时方寤，此由出汗过多，气并于血，阳独上而不下，气壅塞而不行耳。气过血还，阴阳复通，移时方寤，名曰郁冒，亦名血厥，宜白薇汤、仓公散。

人病尸厥，呼之不应者死。脉当大，反小者死。

锦衣杨永兴举家避眚，有仆沉醉失避者，既而神思昏昧，遍身青伤，煎金银藤汤灌之，即愈。

一妇人忽昏愦发谵语，两脚踝膝、臀处皆青肿，痛不可忍，口称苦楚，次日方苏，痛尚不止，用金银藤两许，水煎服愈。

一妇人入古冢，患前症，以紫金锭灌之，即苏。

劳病主治汤方门

人参养荣汤 治男子血虚，有汗潮热。

人参 白术 茯苓 甘草 川归 黄芪 肉桂 陈皮 远志 熟地 五味子

姜水煎。

补中益气汤 治气虚，有汗潮热。见虚损门。

茯苓补心汤 治血虚，无汗潮热。

人参 茯苓 陈皮 桔梗 枳壳 前胡 川芎 地黄 川归 白芍 甘草 半夏 紫苏 干葛

姜、枣，水煎。

人参清肌散 治气虚，无汗潮热。

人参 白术 茯苓 赤芍 当归 柴胡 葛根 甘草 半夏曲

姜枣煎。

八物汤 治女子血虚，有汗，潮热。见虚损门。

人参柴胡散 治气虚，无汗潮热。

白术 葛根 半夏 柴胡 白茯 人参 赤芍 当归 甘草

姜、枣，煎。

逍遥散 治气血两虚，无汗潮热。

白术 茯苓 甘草 白芍 归身 柴胡

姜枣煎。

人参五味子散 治咳嗽，咯血。

人参 五味子 桑白皮 白术 黄芪 白茯 地骨皮 熟地

柴胡　归身　前胡　陈皮　甘草　枳壳　桔梗

渴加乌梅半个，热加青蒿、知母。

葛氏保和汤　治吐血后咳嗽。

知母　贝母　天冬　麦冬　天冬花　天花粉　苡仁　杏仁
五味子　甘草　兜铃①　紫菀　百合　桔梗　阿胶　当归　生地
紫苏　薄荷

姜煎，入饴糖一匙，日三服。血盛，加蒲黄、茜根、藕节、
大蓟、小蓟、茅花；痰，加南星、半夏、橘红、茯苓、枳壳、
枳实、瓜蒌仁；喘盛，加桑白皮、陈皮、大腹皮、莱菔子、葶
苈子、苏子；热盛，加山栀、黄连、黄柏、连翘；风盛，加防
风、荆芥穗、金沸草、甘菊、细辛、香附；寒盛，加人参、芍
药、桂枝、五味子、白蜡。

五蒸汤　治骨蒸。

人参　黄芩　知母　地黄　葛根　煅石膏　粳米　麦冬
甘草

浮小麦一撮，水煎。

二十四种蒸病用药法。以下方法，俱从五蒸汤见症加减。

所谓劳蒸者，毛折发焦，肌肤甲错，其蒸在皮。又症舌
白②唾血。加石膏、桑白皮。

外热内寒，身振肉瞤，其蒸在肉。又症食无味而呕，烦躁
不安。加芍药。

发焦，鼻衄，或复尿血，其蒸在血。加生地、当归、童子
小便。

身热烦躁，痛如针到，其蒸在脉。又症唾白，浪语，脉络

———————————

① 铃：原作"苓"，据清乾隆五十九年甲寅（1794）修敬堂刻本改。

② 白：原作"自"，据清乾隆五十九年甲寅（1794）修敬堂刻本改。

乱，缓急不调。加生地、当归、童便。

爪甲焦枯，眼黑胁痛，其蒸在髓。又症髓沸骨中热。加天门冬、当归、生地。

头眩，热闷，涎浊，眵泪，其蒸在脑，加生地、防风。

男子失精，女子白淫，其蒸在玉房。加知母、黄柏、当归、芍药。

乍寒乍热，中脘烦闷，其蒸在三焦，加竹叶、石膏。

小便赤黄，凝浊如膏，其蒸在膀胱。又症右耳焦。加泽泻、滑石。

大便秘泄，腹中雷鸣，其蒸在小肠。又症下唇焦。加赤茯、木通、生地。

大腹阴痛，口舌干疼，其蒸在大肠。又症右鼻孔干痛。加大黄、芒硝。

口鼻干燥，腹胀自汗，睡卧不安，其蒸在胃。又症舌下痛。加石膏、粳米、大黄、芒硝、干葛。

口苦耳聋，两胁下痛，其蒸在胆。又症眼色白。加柴胡、瓜蒌。

里急后重，肛门闭涩，其蒸在广肠。加缺。

小腹疼痛，筋脉纵缓，阴器自强，其蒸在宗筋。加（缺）。

眩晕下泪，躁怒不常，其蒸在肝。又症眼黑。加川芎、当归、前胡。

舌黑气短，烦闷洒洒，其蒸在心。又症舌干。加黄连、生地、当归。

唇干口疮，胸腹胀满，畏寒不食，其蒸在脾。加芍药、木瓜、苦参。

咳嗽喘满，咯痰吐血，声嘶音哑，其蒸在肺。又症鼻干。

加天冬、桔梗、紫菀、乌梅肉。

耳轮焦枯，脚气酸痛，其蒸在肾。加生姜、石膏、知母、寒水石、藁本。

情想不宁，精物时下，其蒸在右肾。加缺。

心膈噎塞，攻击疼痛，俯仰烦冤，其蒸在膈。加缺。

上气喘促，鼻干，身热不安，其蒸在气。加人参、黄芩、栀子。

以上共二十三种加减，系立斋先生引《医林集》。

胞蒸，小便赤。用泽泻、茯苓、生地、沉香、滑石。

膀胱蒸，右耳焦。用泽泻、滑石。

骨蒸，齿黑腹痛，足胫瘦。用鳖甲、地骨皮、丹皮、当归、生地。

臀蒸，腿细，肢肿，腑脏俱热。用石膏、滑石。

肤蒸，肌肉热，用牡丹皮。

实热，加黄芩、黄连、黄柏、大黄。

虚热，加乌梅、柴胡、蛤蚧、青蒿、鳖甲、丹皮。

以上出《体仁汇编》。

薛立斋云：凡此诸症，虚劳热病，皆由食肉与油腻、房劳、饮酒而成者，久蒸不除，变为疳症，即死。亦有疟久不愈，以致咳嗽失治，渐成骨蒸劳瘵，当推标本而治之。

按：薛立斋云蒸病二十四种，只简得二十三种。《体仁汇编》言蒸病亦二十三种，且蒸病各异，各蒸下注，或有或无。可见病之险难，人罕传师，所以阙漏无凭，前后不一，俟博观者补之。

海藏云：以上诸蒸，或脏病，或腑病，或腑脏俱病，脉络气血，交经相属，用药皆当合而用之。君臣佐使，上下奇偶，表里虚实，逆从通塞，汗下补吐，咸在其中。

凡蒸病不已，骨节间阴有干血，用行血丸。

一切劳伤，内有干血，肌肤甲错，两目黯黑，缓中补虚，大黄䗪虫丸主之。

大黄蒸，十分　黄芩二两　甘草三两　桃仁一升　杏仁一升　芍药四两　干地黄十两　干漆一两　虻虫一升　水蛭百枚　蛴螬一升　䗪虫半升

炼蜜丸小豆大。酒饮服五丸，日三服。

仲景百劳丸　治一切劳瘵积滞，未经药坏证者。

当归炒　乳香　没药一钱　人参二钱　虻虫去翅足，十四个　水蛭炒，十四个　桃仁去皮尖，十四粒　大黄四钱

蜜丸如桐子大，都作一服，可百丸，五更用百劳水下，取恶物为度，服白粥十日。百劳水者，杓扬百遍，即甘澜水也。

立斋先生止[①]述獭爪治虫，不及言古治虫之方，今具于此，有心者究焉。

五凤丸　肝痨热，生长虫，在肝，令人畏恐不安，眼中赤壅，治以五凤丸。

乌鸡卵去黄，五枚　吴茱萸东行根，三升　黄蜡三两　干漆四两　粳米粉半升

同入锅内，火炼至可丸，即丸如小豆大。隔宿不食，清晨米饮下百二十丸，小儿五十丸，虫即烂尽。

雷公丸　心痨热，有虫长尺余，名蛊虫，贯心即死，治以雷公丸。

雷丸五枚　陈皮　桃仁各一两一钱五分　贯众　芜荑　青葙子

---

① 止：通“只”。

干漆各一两　乱发一团　僵蚕十四枚

为末，蜜丸小豆大。每二十丸，空心温酒下。

茱萸根汤　脾劳热，内有白虫在脾，令人好呕，而胸中咳吐不出，治以茱萸根汤。

吴茱萸东行根，一钱　火麻子八钱　陈皮一两五钱

水煎服，或下虫，或下黄汁。凡合此药，禁声勿语方验。

五膈下气丸　肺劳热，瘦损，有虫在肺，令人咳逆气喘，所谓忧恚气膈寒热，皆膏肓之疾，针灸不到，治以五膈下气丸。

麦冬五两　蜀椒一两　远志　防风　细辛　生姜　甘草各五钱
百部　人参　白术　黄芪各七钱五分　桂心二钱五分　杏仁二十四粒

上为末，蜜丸弹子大。每服一丸，徐徐含化，忌生冷肥腻。

千金散　肾痨热，蛲虫生肾中，令人四肢肿急，治以千金散。

贯众三两　干漆二两　芜荑　胡粉　槐白皮各一两　吴萸五十粒
杏仁四十五粒

上为末，平旦井水调服方寸匕，渐加，病瘥即止。

传尸痨虫一十八种。

传尸自上注下，病与前人相似，故又曰注。化精血归于元阳之内，变幻种类，最多古怪。

第一代，虫如婴儿，或如鬼，或如蛤蟆，遇丙丁日食起，醉归心俞。

第二代，虫如乱发，或如守宫，或如蜈蚣，或如虾，遇庚辛日食起，醉归肺俞。

第三代，虫如蚊如蚁，或如蛣蜋，或如刺猬，遇庚辛日食起，醉归厥阴。

第四代，虫如乱丝，或如猪肝，或如蚯蚓、如蛇，遇戊己

日食起，醉归脾俞。

第五代，虫如鳖、龟，或有头无足，或有足无头，或如鼠，或如精血，遇甲乙日食起，醉归肝俞。

第六代，虫如鸟尾，有两条，一雌一雄，或如鳖，有头足尾，或如烂面，或长或短，遇癸亥日食起，醉归肾俞。

古又有九虫：一曰伏虫，长四寸许，为诸虫之长；二曰蛔虫，长尺许，贯心即杀人；三曰白虫，长一寸，母子相生，其形转大而长，亦能杀人；四曰肉虫，状如烂杏，令人心烦满闷；五曰肺虫，其状如蚕，令人咳嗽；六曰猬虫，状如蛤蟆，令人呕吐呃逆，喜呕哕，嘈杂，爱食泥炭、生米、茶、盐、姜、椒等物；七曰膈虫，如瓜瓣，令人多唾；八曰赤虫，状如生肉，令人肠鸣；九曰蛲虫，状如菜虫，形至细微，居广肠，多则为痔，剧则为癞。痈疽疥癣，多虫之害。

大抵诸虫，皆因饮食不节，或饥饱失宜，或过飧腥脍炙爆，或鳖、苋同食，以致中脘气血不运而成积，积久成热，湿热熏蒸，与瘀血凝结，随五行之气变化，而为诸般奇怪之形，若腐草为萤是也。

凡虫症，眼眶上下青黑，面色痿黄，脸上有几条血丝，如蟹爪分明，饮食不进，肌肉不生，沉重寒热。若不早治，相生不已，贯心杀人。

又有山涧蛇虺、水蛭遗精，误饮其水，或草木果实虫聚，误食以致心腹刺痛，或引腰胁，时作时止，诸药不效，乃虫证也。**雄砂丸主之。**

鹤虱草　芜荑　干漆　僵[1]蚕各三钱　贯众　酸石榴皮各五钱

---

[1] 僵：原作"姜"，通假，以下相同。

朱砂　雄黄　雷丸　甘遂各一钱五分

上为末，米粉煮糊，为丸麻子大。每十丸，五更时粥饮下。善杀诸虫，或加麝香少许尤妙。

又方

单用雄黄末，酒调下亦可。

凡取痨虫，依五脏方选用，必俟其大醉日，方可取之，取后随补各脏。如取脾虫后，则补脾；取肾虫后，则补肾。若病甚者，不分脏腑，只用追病丹以断其根。又有轻者，用鳗鱼煮食，或紫河车。单阳虚者，金液丹最妙。

取虫法

先令病家以皮纸糊一密室，不留罅隙，择一老成人过递，以安息水洒其过递之人身，以雄黄、雌黄涂耳、目、口、鼻上。备铁钳一把，布巾一幅，用香油二斤，入锅微煎令沸。仍用高桶一只，置石灰在内，生布巾盖桶口。俟月初虫头向上，却服取虫药，五更初一服，五更三点时一服。服后腹中疼痛，如刀斧劈，总不妨也。至巳时，必须下虫，或取臭秽如胶漆，或吐泻脓血块，皆于灰桶中，其虫或从汗出，如紫蚕苗状，或从耳、鼻、口中出，或小便出，怪形不一，或青黑，或黄红。大者即用铁钳取入油中煎，当日将油纸裹虫入瓦罐内，石灰填实，埋于深山远僻处，以杜传染。其患人衣被席床，尽皆弃之。医者付药远避，其取下虫色白者，食脏腑脂膏，可三十日服药补之。色黄赤者，食血肉，可六十日服药补之。色紫黑者，食精髓，病传至肾，可谓极矣。冀其万一，或为子孙除患则可。又虫白头者亦难治，此危氏说也。丹溪云：不必深泥。

追虫方

紫河车丸

河车焙干，一具　龙胆草　甘草各二钱　鳖甲五钱　桔梗　胡黄连　大黄　苦参　黄柏　知母　贝母　败鼓皮① 人中白各二钱半　犀角　莪术　芒硝各一钱半　辰砂一两

为末，蜜丸梧子大，辰砂末为衣。每服捻丸至三十丸。腹热食前温酒下，膈热食后温酒下。传尸瘵疗俱可愈，其余劳怯，一月平复。

天灵盖散

天灵盖二指大　槟榔五个　麝香　阿魏　甘遂　安息香各三钱朱砂一钱

上为末，每服三钱。用薤白、葱白各十四茎，青蒿二把，甘草、桃枝、柳枝各五寸，桑白皮，石榴根皮各一片，以童便四大碗，于瓷器内文武火煎，至一碗，去渣，分作三盏，调前药末，五更初服。男患女煎，女患男煎，服药后知觉欲吐，即用白梅含之，五更尽，须下虫及恶物，黄水黑粪。如未下，良久又进一服，天明更进一服。如泻不止，用龙骨、黄连等份为末，白水调下，及白梅粥补之。

白薇汤

白薇　当归各一两　人参　甘草

每服五钱，水煎。

仓公散　治卒中鬼击，心腹如刺，下血不省，及卧魇啮脚指不觉，并诸毒等症。

皂荚　藜芦　雄黄研　矾煅，研，各等份

---

① 皮：原作"心"，据清乾隆五十九年甲寅（1794）修敬堂刻本改。

每用少许，吹入鼻中，未嚏再吹，以得嚏为度。

内鼻散　治尸厥脉动乱而若死。

用石菖蒲末纳鼻中，仍以桂末安于舌上，苏合香丸亦可。

硫黄散　治尸厥不省，四肢逆冷，腹中如雷鸣，或痰气不降。

焰硝半两　硫黄一两

各为细末，每服三分，酒调灌之，良久再服即苏。

医案题辞

石震

夫医病者，无一定之治，然不可无一定之学。譬如同一病也，有主于扶阳之说者，以扶阳之法治之，而其病愈；有主于滋阴之说者，以滋阴之法治之，而其病亦愈。盖学识既定，殊途同归。《内经》云：医之治病也，一病而治各不同。亦此意也。乃浅夫窥其一隅，遂欲执此非彼，岂穷本达原之论乎？今按慎柔之医案，合之慎柔之学，若左券焉？固无所不验也。若欲执慎柔之医，以概天下之医，则予岂敢？至欲执天下之医，以非慎柔之医，则此书既付梨枣，公之海内，传之千百世，其间自有识者定论，予不必赘。夫慎柔往矣，慎柔之书烬矣，今复不能终秘，而炳诸日星，此亦有天也，非人也，予又何功焉？

卷之五　医案第五

风　例

　　金坛孝廉蔡长卿令堂，年六十余。六脉俱数八至，按之中沉则滑而实，惟肝肾二脉洪大而虚。经曰：数则为热，滑则气有余而血不足。外证则唇欠目札，手搐身摇，面色红白不时，遍身热火攻刺，自言心中昏闷，四肢浮肿硬坚，此皆风火摇动之象，阴虚阳亢之症。正经所谓：热胜则肿，风胜则动也。宜滋阴抑阳，用四物汤以养血为君，加山药以扶中气为臣，佐山萸以助阴养肝，使黑柏二分以引经，陈皮理胃气为俾佐。服二剂，诊之，数脉退去一至。又服四剂，又退一至，而昔日之虚洪，稍收敛有神矣。外证四肢肿硬渐平，攻刺亦无，心中不言昏闷。又四剂，前之硬滑，俱已空软，数亦更减，然真阳未复，邪火未尽退也。以六味丸料四两作一剂，顿服之，肾经洪大脉全敛而火退矣。复因夜间取凉太过，至下午觉身寒，唇昏紫黑，此邪火退而阴阳俱虚。急用人参三钱，白术一钱，甘草三分，白茯二钱，当归二钱，附子一钱八分，官桂二分。服至一茶盏，觉身大热，口干，时索水饮，发热，此真气虚不相合，和降不下故也。至初更诊之，六脉俱细急短数，略无和气，余甚危之。

至明日再诊，则有神气，尚有六至余，此阴阳未全克复，元气未充耳。教以朝服六味一钱五分，日服补中汤，数十剂而愈。

刘某夫人，年及三十，禀体元弱。未病十日前，身如舟中行，后忽遍身痛，脐下痛，牙关紧不言，目瞪汗出，大小便不通，身热。延余视之，诊其脉俱浮细，来往不定，一息十余至，重按则无。退而思之，外证皆属阳虚，脉又无神，脐下痛甚，目瞪至死而醒，阳和之气欲绝，而胃气虚，升降失司，故大小便不通。且东垣云：里虚则急。以此思之，则内外俱虚，宜先建中，将四君去茯苓，加归、芪各二钱，熟附二分，午时服一帖，遍身痛稍缓，而小便溺矣。申时又进前剂，汗止，遍身痛已，大便亦通，但脐下痛不减，及两胁痛，此阳虚也，寒甚也。又加附子五分，脐痛止矣。但大便了而不了，有欲出而不出之状，正东垣所谓血虚，加当归身，一帖而愈。

李子才，年四十余。素性暴，忽因怒卒晕倒，脉浮中无沉，按数六至，此阳虚陷入阴中之证，以补中益气加六味丸料少许，四帖而愈。

一少年，忽不思食，恶心，偶逢文期，强作文一日，晚即头晕作呕。余脉之，二寸洪缓，以为劳碌而动心火，遂以加味逍遥散二剂，呕不食，病亦不减。其年正二三四月淫雨，此湿胜而然也，以太无神术散一剂，即不呕恶，第头晕未除，二寸脉犹如故，其脉状有焰焰欲发之意，用前剂加紫苏、防风取微汗。头晕除，脉亦退，第不思食耳，六君子一剂，饮食如常。

周近庵令爱，年十九。左耳下红肿，发热作痛，脉之，六部俱数，八至无神，且素弱，经水不调。予曰：此运气病也。以小柴胡合四物加牛蒡子，内黄芩用酒炒，四剂而愈。

近庵令子室，年二十余。两耳下俱红肿，痛甚发热，其状可畏。医者以大黄行数次，又用敷药，反觉坐卧不安，亦运气病也。诊之六脉俱细数少力，恶心不食。先以人参败毒散一剂以发之，又用甘桔加牛蒡、射干、陈皮、半夏含漱之，次将小柴胡汤内加牛蒡，六剂而肿消，饮食犹未贪，异功散加牛蒡，四五剂，脾胃健而痊愈。

马山徐云所，六月受热受劳，又饮酒，忽上膈不宽如刺痛，头重且晕。自以过食，曾以指探吐，就枕不得，惟坐而已。予诊之，二寸俱洪缓有力，关尺俱弱带弦，此湿热上干清阳之分，故头晕重，胸膈痛，此时症耳。用平胃加半夏、黄芩、紫苏、木香，取微汗，此症即退，就枕平复。

疟　例

淮安客，年三旬外，季夏患瘅疟，单热不寒，连日发于午后，热躁谵语，至次日天明才退。数日后，忽腹痛，昼夜无间，勺水不进，呼号欲绝，遇疟发时即厥去。延医治之，投药皆不效。求余诊，脉弦细而濡。余谓：弦细为虚为暑，而濡为湿。盖暑邪为疟，湿热乘虚内陷而腹痛。用酒炒白芍、炙草五分，水煎，调下天水散五钱。服后腹痛如失，次日疟亦不发。

痢　例

甲辰闰九月间，天气寒热不时，痢者甚众。予四弟永穆，年二十七岁。忽患痢下红，腹痛后重，已三日矣。来取药，付以芍药汤一帖，香连丸二服。不止，反增心口如刀劓，当脐腹痛，肛门痛亦剧，声撼四邻，自分必死，告母决别，因整囊往乡视之，昼夜不得卧，次数难定，日下红血一桶，痛不可忍，发热流汗不食。脉之，六部皆豁大，浮中沉无力，四至。予曰：虽痛，虽发热，脉无力，已虚寒矣。古人云：脱血益气，此证正宜。遂用异功散加升麻三分、木香五分、炒干姜五分。一剂，去后觉疏，痛亦可忍，至五更，腹痛如前。予曰：此药力尽也。急煎一剂与之，比前愈疏，痛亦减七八，即酣睡至日中方醒，云不甚好过。予又曰：此药只能支持一觉，再煎与之，遂安寝至晚，痛止，后重亦可，还服前剂而愈。一二日后，因吃鸡肉，仍前腹痛、肛肿，秽下不止。又三日，病势笃极，复报予。诊之，脉三至余，浮无沉，按之则大，脾命脉微，与补中益气汤不应。此虚脱之甚，加御米壳一钱，亦不应，下如洞泄，流汗发躁，尺脉渐欲收敛，予亦慌急，令人二更后往城取参，至早归，补中益气加人参二钱服之，下咽觉惯，此正气欲复，邪气欲退也，顷之，精神顿增，痢稍缓，恐再作，又一剂。下注、昏愦、发热、躁诸症渐缓，脉亦有神，短脉退。寻思久之，古人云：久泄久痢，汤剂不如丸、散。即合参苓白术散与服，觉疏下，至下午复躁热。予再脉之，左尺洪如火射状，此阴虚火动之象。与加减八味丸五六十丸，精神觉爽。顷之，又下八九十丸，睡至天明，病去十七。方信立斋师加减八味丸治水涸之症。即令朝暮服此丸，复合参苓白术散，渐愈，觉小便痛，想动色事故耳，服以逍遥散、门冬、五味子而平。

王春元二令郎，年甫七岁。久患赤痢，消导削积之剂已服过多，后转下白如涕，浑无粪。诊之，浮中沉六脉俱虚无神，三五不调；外症手足俱冷且硬，面浮，齿白，懒语，此阳气虚寒之症。宜温补脾胃以生肺金，用补中益气加炮姜、官桂各二分，其间人参只用三分，且陈腐不堪。服四剂，手足略软，言语亦健，第未温耳，其下白仍不减，亦虚寒滑脱危症，宜补、宜涩、宜温，复用前药加好参五分、大附二分半、御米壳一分。服一剂，则足已温，大便即有粪，白退十八，自兹手足俱温软，泄白全止，还服前方，去御米壳、附子二味。予归，嘱以如身中已温暖，姜、桂亦去，后服参苓白术散以培中气。使来岁乙巳厥阴风木之气不能制，饮食尤宜慎之。

仿　例

予友薛理还仆，远行忍饥，又相殴脱力，时五月初，遂发热谵语，以补中益气及五苓数剂不效。延予诊之，六脉俱无，乍有则甚细，其外症则面赤、谵语、口碎。一友曰：阳症见阴脉，证在死例。予曰：当以阳虚从脉舍症治之，遂下附子理中汤冷服。二帖，脉稍见；四帖则脉有神，而口碎愈矣；六帖则脉如常，但谵语未已。予曰：脉气已完复，而谵语不休者，胃有燥粪，宜以胆导导之，果下燥结，谵语遂平。

马见源精神素弱，且劳甚，饿时吃冷肉一块，遂不快，发热谵语作狂，乃饮食劳倦之症。乡医先汗一次，不退，又下三四次，便倦怠昏沉，不思饮食，吐痰，昼夜不寝。下多亡阴，中气大虚之故。迎予诊，六脉俱有四至，洪缓无力。至半夜，反加吐痰不已。起复诊之，六脉俱细，此邪气已去，真阴欲还，阳虚反发躁之象。急用六君加姜、桂各三分，服即成寝，至明午方唤醒之。又一剂，欲睡不醒，精神反觉懒怠，邪气尽退，而正气将复矣。至下午，吃米汤一盏，口知谷味，再用补中加干姜、桂、门冬、五味而瘳。

脾 胃 例

孝廉王于鍪父，年六十余。六脉俱弦牢，右三关浮中沉甚豁大，左三略差；外症晚则作饱，且大便不利。此土受木制，脾胃不输津液，中气亏损之候也。宜补脾胃生肺金，乃用补中益气汤加官桂，以削木之克制，炮干姜以温脾胃、撤沉寒，山药、山萸佐当归以养阴，麦冬、五味骤收肺金以生新水。服二剂，觉胸中稍宽，身中反有眩意，此正气欲复，而邪渐退，故瞑眩耳！又服数剂，复诊之，则牢坚已去，第二尺俱洪。此真阴真阳并虚，当平补之，用八珍，晚服六味丸，大肠渐润，再数剂痊愈。

邱生，年十八岁。正月间，过食曲饼汤面，遂不快，发热，头痛。邀予诊之，脉略紧，中沉洪滑。曰：当先除去风寒，以九味羌活汤一帖，寒热，头痛悉失，但觉不快耳！予适他去，彼延别医，用柴平汤一帖，病不减。晚归诊之，脉洪，汗出，而腹痛甚，不可按。以元明粉泡汤下导滞丸二钱，其痛减半，尚有胀，再用前丸一剂，而饱胀如脱，但腹痛耳，复增疟状。予又诊之，六脉俱细弦，此脾土受木乘，又被伐之过，宜用温补，以理中汤二剂，肚痛除。又以过食复饱，诊之，弦细如前，仍以前汤，但温脾胃，而食自消，诸症去。

汤如玉母，怀七月而生，后每大便甚艰，须二三时方安，百治不效。予谓：肺肠气血不能吹送，欲来不来，乃脾虚也。脾主信，欲来不来，无信也。当补脾肺，使各施其令，而吹嘘之气自如，调理数月而愈。

一妇，年五旬。二寸浮洪，二尺小，右关弦，不思食，头眩。余曰：二寸浮洪，病主头眩，亦主上膈不清，此阳气虚而越上，不能归根复元，以致丹田气虚寒，不能养温脾胃，是以右关脉弦，饮食不消而少飧也。理宜敛阳气归于下焦丹田之内，下焦温暖，脾胃自健，水谷自化矣。用桂枝、白芍六分，五味子二分，白茯一钱，紫苏五分，黑姜三分，人参五分，杜仲一钱，破故纸五分，炙草四分，汤泡半夏一钱，加煨姜，十余剂而愈。

蒋怀劬，年六十。素吐白沫，已数十年矣。忽喉中有噎意，以白予。曰：此脾胃虚寒也，宜用人参调补中气。彼辞以贫窭，自将白糖蔗汁熬化含吐，及六七日，则溏泄，日五六次，神亦劳倦，食亦不贪。延视之，六脉皆二至，来三五至则止，如雀啄之状。此元气大虚，不能嘘吸周回耳。用六君子加肉桂四分、吴萸二分、干姜二分。二剂，则脉连续而不止。又二剂，反加浮洪粗大，数七八至，发热、口碎，舌碎，乃虚阳上越之证，予思之，脉已犯难治之例，且吐沫不止，肾水泛，脾虚失统也。用十全大补加半夏陈皮吴茱萸四贴，浮洪烦减。病亦稍退。稍劳即复，服数剂复减，再劳又如故。至两三月后，药亦不受，亦不效，五六日而殁。先贤云：粗大之脉难治。书此以证之。

虚　劳　例

曹桐江令堂，年六十外。九月间，发热，少飧。余诊之，六脉俱无神，有八至，右关浮则满，沉则无。正经云：脾虚浮似肺，亦火内郁之症。脾弱宜矣，用补中益气数剂，变疟，此正气复而邪气欲出矣，用六君加干姜，四帖痊。复合参苓白术丸调理，康健如故。

三月间，予六弟，年九岁。先于二月十八日病痧，疹退发热不已，不飧饭食，惟饮冷水，啜数口，少顷即出，延之三月来报。余思之曰：不思食，脾胃虚也；欲饮水，热也；饮少顷即吐，中虚假热也；且兼吐酸水，此木旺土衰之病。以六君加姜炒山栀、泽泻，小服二剂，住少顷，复热。此中气虚极，得药力则退，药衰复热，此药力少而病气重也。往诊之，脾胃脉细弦无神，五六至不定，见迟，左三洪漫，看指上三关俱透，命关脉已黑，喘气昼夜不休，遍身发热。云十日余不更衣矣。遂胆导一次，出粪不黑不硬而带溏，非真元之热，乃脾胃气虚不能升降耳。小便赤涩，欲便则叫呼痛楚之极，乃阳气馁而下陷，升降失司，气化失职所致。用补中合六味汤三帖，加麦冬、五味子，喘气即止，热亦退，惟小便涩痛不已。仍用补中益气加麦冬、五味子、牛膝、车前、干姜炒黑，清肺生水，升阳益胃暖中。一剂，小便出血，并血块若干，乃邪火煎熬，阴血干枯而成也。又二剂，痛止，饮食顿增，痊愈矣。予曰：用前剂而获如此之效，岂非补脾养肺、金盛水生、气化自出之谓乎？了吾先师云：无非清气下陷，不升不降。此翁谆谆言之，治百病无不验，识此以语后昆。

曹梧冈令爱，年十七岁。七月间以劳倦发热，不思饮食，六脉俱洪，用逍遥散四剂遂愈。自后饮食不甚贪，肌肉不生，此脾胃虚也，还宜服补中之剂，彼视为泛常，不及调养。延至十一月间，忽气喘咳嗽，此土不能生金也，且发寒热，复诊之，六脉无伦次、无至数，偶来一如游丝，亦无定迹，外症喘急吐痰，不食面红，遍身冰冷，两目有时而左红赤、有时而右红赤，此脾胃久虚，真阴渐亡，虚阳上越之危证。以六君加姜桂各三分、门冬、五味、黄芪。二帖嗽为稍缓，四帖而寒热止，饮食增。又诊之，右三脉尚弦细，用补中加姜、桂，晚煎八味丸一钱五分，十余剂而痊。至来年正月间，复病如前，盖因节下饮食过伤，亦缘前之元气未复，脾胃未充故耳。其症比前更重，脉亦如前，日夜不睡，以归脾汤加大附三片，姜、桂各二分，服一剂，即鼾睡一晚。又三剂，更服补中加姜、桂、山药、故纸，二十余剂。复诊之，右三比前觉定，但弦不和，仍服前汤，用八味丸四十余粒同煎服之，又二十余剂，身温症退而平。

钱心卓令爱，五岁，先于十二月间患肛门肿痛，且碎且疮，不思饮食，以翰示予。曰：此脾胃虚弱，虚阳内郁不伸，下溜侵肺，金受克之故，宜六君加升、柴、吴萸、制黄连炒黑色三分，二剂即瘳。第未全复。延至正月尽，发热不思食，眼眨^①泪出而红，泄泻。服他医煮肝治疳之药不效，复语予，亦以四味肥儿之品与之。初觉有效，数日反益重，此元气已虚，攻伐太过也。遂乘舟来就诊之，则右关弦细，左关洪漫，发热日夜更甚，晚间泻十数次，咳嗽。予尝观脾胃不足及久病之人，未有不左脉大过于右者，正东垣左脉克右脉之说，理势使然。况脾土一虚，肺金益衰，水涸木枯，枯木生火，焉得左脉不大于右？用前剂加姜、桂、门冬、五味，送下四神丸，六七帖。暂进暂退，脉细如故，此元气未充，不宜改方，彼亦深信，又服四剂，眼眨略疏矣，此真元渐有复意。适了吾师至，云所用之方，只减陈皮，泄气不能堪也。又去陈皮十余剂，病减十八，再数剂痊愈。

张敬山夫人，年四十外。病已八月多矣，遍身肉尽脱，气喘，不思食。延予视之，六脉俱和缓有神，四至，虽名有胃气。

---

① 眨：原作"札"，通假，以下同改。

经曰：形肉尽脱者不治，脉不应病者死。姑用六君加门冬、五味、干姜二剂，初觉不安，顷之遂鼾睡，气喘亦疏，声亦响亮。复诊之，六脉俱细，脾肺二脉，似来似去，欲脱之象，此的为死候矣。再三谛询，彼云稍可，但不思食耳。予思此脉比前反退，甚是不宜，又勉进前剂一帖。又泻，增胸膈饱闷，且不纳水汤，此中气已虚，不能输运，遂查历日，乃乙巳。曰：今晚死矣。重于甲，卒于乙，此五行之定制也。已而果然，友人薛理还云：久病脉有神，服药顿退，此决死之病。正如灯火之将灭，又愈明而遽绝耳。

王姓女，六岁。痘后患咳嗽，将三月，不思食。迎予视之，六脉弦细，此脾肺虚寒也。六君加姜、桂、门冬、五味四剂。饮食顿进，嗽亦稍止，此真元未散，药力易得，再十余剂，去十九。然脉尚弦细，较前不过略和，教以服前剂，不允而止。明年复患如左，脉亦仍前，以煎剂治之，痊愈，第脉终未和缓，犹带弦细也。予曰：病虽瘥，脉气未复，又明年三月，重患如前，又视之如故，以十全大补汤、门冬、五味，四服而愈，予思之，犹未脱也。当补中大补剂百余，方获五脏坚牢，而宿疾亦不再起矣。不然，年盛时色念一动，将有不胜其喘患矣。世医以咳嗽之疾，全作痰火，尽治以清痰降火顺气克伐之剂，遂至脾土中损，多致不救。不知咳嗽之疾，系脾胃不和，肺金失养，金不生水，心肝二火陡起于内，乘所不胜，遂咳嗽不止，而肺病奄奄，脾胃益虚，此子病母忧，化气使然也。正宜补脾胃，生肺金，不拘剂数，使脾肺得养，五行暗化，土盛金生，而咳嗽自休矣。

丹徒王盛之，年三十余。六脉俱九至，外症则咳嗽面赤，懒言怕闹，时病已年半，从前苦寒之剂，不记数矣，此真气已虚而脉数也。经云：数则元气虚，数则脾气虚。又云：数则有热而属虚，是皆不足之症。六脉中又脾肾二脉洪大，此肺金不能生肾水也，理宜补肺金生肾水，水旺则制火，金旺则生水平木，木平则脾土盛，又生金矣，此正治也。乃与云：兹证服药十四五帖或二十帖外，当有汗出，此阳气升而经络通矣。汗后即当倦，八九日或半月，此邪退而正虚也。或十日、半月，元气渐复，倦态方去，自后温补脾胃之剂，又当痰动、血动，或发肿毒，或作泻，此数者，听其自来，乃脏腑邪气欲出，发动流行之象也。倘不预言，恐变症多端，患者惊骇耳。因与以补脾生肺滋肾水之剂，五六帖，数脉不减，此真元虚而燥也。即以前剂去头煎，服二煎、三煎，不十剂而数脉去，此时虚火一退，中气便寒，以六君子加姜、桂五六帖，脾气运动，痰饮便行，归于腰胁，肝肾部分大痛。邪之所凑，其气必虚，益见肝肾虚矣。令外以盐熨，内服二陈加桃仁、元胡索、薏苡仁二帖，大肠见痰血而痛止，复用补脾六君加五味、白芍而愈，倘不预明此理，则变出腰胁痛时，便没主张矣。

一妇，年五十。小便时尝①有雪白寒冰一块，塞其阴户，欲小便，须以手抠溺，否则难。予曰：此胃家寒湿，缘脾气虚寒，凝结而下坠，至阴户口而不即出者，脾胃之气尚未虚脱，但陷下耳。用六君加姜、桂，不二十②剂而愈。

一妇素劳症，四月间，胸中作饱，腹亦胀，不饥，日夜泻十数次。诊之，肝肾脉弦而不和，此肝肾虚寒也。治以破故纸一钱，杜仲一钱五分，山萸三分，熟地三分，吴茱萸三分，甘草二分，乌药三分，沉香磨三分。四帖稍有转头，八帖能进汤

---

① 尝：原作"常"，据清乾隆五十九年甲寅（1794）修敬堂刻本改。
② 二十：原作"念"，通"廿"，即"二十"，以下同改。

水，二十帖痊愈。

丰义储中和，持斋十七年矣。先九月患梦泄，已而发惊。此五脏空虚，津液燥涸，肝木生风，风火扇摇，故令精动而泄也，攻补皆不效，先润养其脾胃，脾胃润，使津液四布，百骸通泽。一月再诊之，肺脉大，土不能生金也；左尺细长，金不能生水也；余俱洪缓，第不甚流利，以补肺之剂四贴，肾脉则和而长矣，虚则补其母之法也。先时不知饥，以异功散加黄芪、桂、芍、五味子补脾生肺，肺复①生肾，三脏相生。晚卧不宁，以归脾汤间服之，元气渐充，精神渐发，越半月余，加用太素丸痊愈。

庚午正月，诊得用吾先生左三脉沉枯细小涩，此劳伤筋骨脉也；右三脉浮而洪数，左右皆八九至，此饮食劳倦伤脾脉也；其症神思昏倦，发热，先因饮食不消，曾服消导之剂以致如此。思之曰：脉虽数，年虽高，症虽重而长缓，尚可延生。遂用保元加桂、芍、五味子、黑姜三分。服数剂，浮洪脉敛，数脉亦退，第不知饥耳，此脾胃不开也。且服此剂而无汗，必气未全旺，遍身经络尚未通故耳，恐此后必发毒，因五脏之邪未透，毒必内攻一经而出。况此平素郁劳甚，毒必从虚脏而出，未几，果少阳经发一毒，痛甚，其坚如铁，灸之二十艾，遂浮肿而散，傍复生一肿，再灸二十艾而痛止，耳前后板甚，此血虽行而滞未尽散，经络未尽通，再以保元补脾活血通经之剂与之。适左半身发汗甚粘，左属阳，此阳气发动也。明日，觉身中不安而躁，此作汗之兆，果下午遍身有汗，且作泻，此中气虚寒也。以和中散人参汤调服，遂稍②饥，肚痛亦退矣。明日再诊，

---

① 复：原作"肾"，据清乾隆五十九年甲寅（1794）修敬堂刻本改。

② 稍：原文作"少"，据清乾隆五十九年甲寅（1794）修敬堂刻本改。

六脉俱六至，二尺弦，此下焦虚寒，丹田气冷，命门火虚，不能生脾土也，虚则补其母，不思食而作饱，当以六君子汤主之，加破故纸、小茴香温下焦以生火，火以生土之义；加黑姜以温中，以稍食加，健运；加桂、芍、五味以敛肺金生水，水升火降也。自此以后，脾气渐健，饮食渐进，而肿处滞血，方化为脓。大抵脾胃之疾，兼之高年，又值春木正旺之时，过此一关，无肚饱之症，可保万全矣。

头 痛 例

一老妇患头痛二月，诸治罔效。余治以通经络和气血之剂，十余帖。晚上吐血二碗许，其家惶恐奔告。余谓：其症明日当愈。已而果然。

一贵介，年三旬。先因齿痛，用石膏三钱煎服，顷即满头皆肿痛，牙根上腭肿势尤甚，俟天明稍退，盖得阳气故也。诊之，右关细涩，左关洪，左尺亦涩。余谓：须纳气下达，方得脉和，定方名羌活散火汤：羌活酒炒五分，防风三分，酒连一分，酒芩二分，白茯苓一钱，人参二钱，甘草五分，半夏一钱，破故纸一钱，枸杞子一钱。二剂，其细涩脉即粗大，是阳气下行矣，头痛稍止，可见前头痛是下焦无阳，阴火上冲。服之八剂，头痛全止，齿根肿犹未退，脉则益和。余曰：将愈矣，此阳气已至恙所。果四五日出脓少许而瘥。

胃脘痛例

万历壬寅六月间，家君年五十三矣。患心口痛，呕食面黄。

诊之，脉细弦数六至余。即灸气海、乳根各数壮，服补中益气汤加吴萸、姜炒黄连、山栀，二三十帖。又以四君加减丸补脾，遂愈。明年天旱，家贫车戽力罢，复吐酸如前，再服前剂及八味丸而安。

一妇人，年五十余。素有心疼，久已疏矣。七月间，旧病忽作，医以宽中导气削坚攻血等剂，致中气愈虚，不思饮食，神愈，迎予治之，已五六日不食。诊之，六脉俱沉，惟脾胃弦细，似有神，寻亦难得；外证则心口痛，左胁胀硬，呕苦酸水，但能饮清汤，如吃米汤一口，即饱胀不胜，正木来克土之症也。然其人脉病虽笃，面色肌肉犹不甚脱，忆古人凭证不凭脉之语，投以异功散加吴萸、干姜，佐以姜炒山栀三分。二帖，病失十五，再二帖而愈。

眼　痛　例

徽州方奉安令郎，十二岁。孩时乳母无乳，且喜酒，恐其父知无乳，私以果米食喂之，乳哺三年后，便眼弦红烂，此受母湿热故也，渐至眼不得开。延予治之，六脉俱洪。予曰：此肾水不足之疾，当益水以滋肝木。以六味汤加柴胡、山栀，数十帖而愈，时方秋候，余复言宜多服前剂，预培肾水，以助来春生发之气。彼怠缓不果，至春遂如予言。他医治以芩、连凉心之剂，进至五日，眼不开，且发热不思食，作泻，咳嗽，此过伤苦寒，收降太过，致阳气受亏，胃气不升发也。复请视之，六脉俱八九至，按至骨则细无神，左心肝洪大于右，按之无力，此气血大虚，元气大怠之症。幸童子真元未散，尚可救药，亦须服药半年，方可见效，治以四君加黄芪、山药、门冬、五味，三月，发热、咳嗽稍可，作泻犹未止，教以服补脾参苓白术丸，间以前药，至半年，脉退六七，眼亦开矣，第赤烂上下粘腻未除，或时可，或时粘，此正气未全复，邪火未全退也，还当扶元气，而邪火自息。彼吝于参费，复用别医，以补血当归、生地之类，一两月，前症复作，眼复赤烂不开，反增恶寒发热，作泻、咳嗽如旧。事已告急，复求予诊，六脉俱细数，比前更甚。余许以八帖之后，恶寒不减，便不可回。服保元加白术、门冬、五味。四剂后，恶寒顿退，惟发热不已。余曰：盖恶寒者，阳气虚也，服四剂而祛之，阳尚强，尚可救疗，后以保元、四君加山药、门冬出入服之。至冬，眼弦赤烂已去，数脉俱退，止五六至，按之无力，眼中不时两眦有红胬入睛，此阳虚上越之故也。以补中汤去升麻，入熟附一二分，七八剂胬退，数脉亦退，仍前剂而痊愈。

左光禄丞，年及四十。两目俱瘀肉满珠，他医与以祛风散热之剂，不效。余谓：脾主肌肉，此脾胃肉滞也。以桃仁泥二钱，枳实一钱五分，连翘一钱五分，元明粉二分，白芷二分，山楂肉一钱五分，晚上日服一帖，至十帖而痊愈。余以此方治数百人患此者，俱未尝不效。第先曾服多苦寒之剂，已伤脾胃，不思饮食者，禁不可与，如勉用之，则眼必坏，且致虚损。如患此症，服过寒凉，已伤中气，且宜静养守之，亦得渐退，不可造次，致于失明。盖此症医者罕识，阳明多血多气之经，而经云血实宜决之，此方决之之意也。如患者脾胃素虚，必欲服之，或间日一帖，或间二日一帖可也，急服则损目伤脾矣。

邱豫章，患瘀胬满眼，医以大黄行之，祛风散热之剂服之，俱不退，以前方三四剂而愈。

一女人，年五十余。素眼疾，因[①]服祛风散热之剂，忽口干，且发热，多眵，开合不得，红筋薄翳满目，六脉洪数五六至，浮沉俱无力，此气有余而血不足症也。四物加黑柏二分、山栀、陈皮，八帖而愈。

刘夫人，年五十余，忽眼疾，医以祛风散热养血之剂治之，不效。已五六日矣，眼珠痛，声撼邻。予诊之，左关洪喘且大，此肝血不足，肝自生风也。细观之，左瞳神散大，痛不可忍，无红筋，加味逍遥一帖，服之痛止，一二时复作，此药力尽也，日服二剂，将六七帖，痛减十六，十二三帖痊愈，后教以服六味地黄以生肝木。

杨宅使女，年八岁。两目眵泪不干，眼眶赤烂，此脾胃湿热，以胃苓加酒炒黄芩、连翘，六七帖而愈。

一朱友，年三十外，患左目自上而下，红瘀兼翳，俗曰垂帘。其势自上而下，象垂帘之状，故云。用加味逍遥去白术，加川芎，少白芍。十数帖，去其十六，再十帖而痊愈。复令服六味丸。

一唐友，年二十外，症亦如前，亦用逍遥加减如上，服十五六帖而愈。

齿　痛　例

家慈，年五十三岁。齿痛不食，已几月矣，人误以旧方野蜂窠填入盐椒，羊胫骨为末擦之，满口皆碎，倍痛，愈不能食，而母以人中白涂疳散抹之，方可进汤水，遂乘舟入城。诊之，右三脉俱伏，左寸关细，左尺洪缓。忖曰：简方医病，不如以

---

① 因：原文作"日"，据清乾隆五十九年甲寅（1794）修敬堂刻本改。

理思之。右三部伏，因齿痛不便食，脾胃失养故也；左寸关细者，缘脾胃虚，不能荣养心肝之血而然；左尺洪缓，乃湿热耳。用白术、甘草、陈皮补脾胃，四物汤以养阴血，苍术、茯苓、黄柏、知母以除尺之洪缓、胃①之湿热，四帖而愈。

崔友，年二十外。素好色，忽患齿病，遣使来云：病齿龈肿痛，且流血不止。予思之曰：此木克土之象，肝肾血虚，风火妄动，乘其所不胜也。以加味逍遥散二剂治之，服一剂则痛减血收，二剂痊愈。盖凉肝肾之阴，治风热之标，培脾土之虚。经云：木郁则达之，火郁则发之。正此谓也。

师祖存碧，年四十余。素脾胃不充，忽一日齿痛，两口角流涎不止，灰抱满斗，楚声撼邻。脉之，右关弦急，此脾胃虚寒之症，用补中益气汤加吴茱萸、干姜、肉桂各三分，内人参五分，服之顷间，痛未解而反增，坐卧不安，此药力未施也。再顷之，疼虽减，而涎犹不止。予曰：涎乃脾家液，不宜过去。即煎前汤加人参八分，明日又如上一剂，痛止，液亦不去，再三帖痊愈。

杂 症 例

一女人胎八九月矣，忽腰痛甚。诊之，六脉俱细，二尺涩且弦。予疑之，视其怀抱不虚。予曰：虽是胎，恐难产，亦恐或坠，后遇查育吾先生诊，亦如予言。以养血气药与服，遂得如期而产一子，然不菁而亡。观此女素禀弱，勉得胎孕，而乏其滋养，宜如此之克验也。

---

① 胃：原文作"骨"，据清乾隆五十九年甲寅（1794）修敬堂刻本改。

侄男，甫六岁。三月间，忽然热，三日，左面心胃经部分出痘一颗，如鹅眼大，右眼弦胞皮上一颗，不甚发而没，余而细红筋数条，至五六日不贯浆，发热烦躁，昼夜不睡，肚饱，咬牙，寒战，抽搐，时刻叫喊不安。余视之，六脉俱八九至，幸大便不泻。予思曰：肚饱者，脾胃弱不能输运毒气也；烦躁者，肾水不足而有火也；抽搐咬牙者，水不能生木，枯木生火，风火①摇动之象，乘其所不胜也。大法，当先保元气，清肺金，生肾水，水旺木滋，而火自息，遂合②方名保七六三汤，保元汤七分，六味汤料三分也，加门冬、五味。一帖，鼾睡半日，醒而复躁，复半日，偏身如蚊唶之状，甚细。又照前一帖，复睡如前，醒后烦不安。予曰：鼾睡，得药暂元气少复，邪气少退之故；复烦者，里毒未尽出也。复用参芪四圣饮二帖，浆足，黄如蜡色，又七八日方脱靥。古人云：三日热，三日透，三日齐，三日浆足，三日脱靥，此正气不虚者言也，虚而邪盛者，不拘于此。余曾见咬牙寒战，俱弃之不医，而诸书亦云难治，惟立斋先生有治方，不拘此，神化再出，非庸医可觑其一二者。

叶少池令郎，年十五。发热，足不能行，且痛。予诊之，六脉俱数十至，二尺弦细，此血虚发热，兼湿有寒。用逍遥散加酒柏三分、苍术一钱三分、吴茱三分，二帖痊愈，予不意应效如此之捷。

丁曾成，年四十外，春季右腿正面忽痛麻。诊之，右三洪数五六至，问口渴否？曰：是也。升麻葛根汤二帖而愈。

壬寅九月间，大妹，年二十一岁。缘家贫忧闷，忽患乳痈，不信服药，渐至胀长尺许，极为可骇。予思石山先生微义，大

---

① 火：原文作"木"，据清乾隆五十九年甲寅（1794）修敬堂刻本改。

② 合：原文作"令"，据清乾隆五十九年甲寅（1794）修敬堂刻本改。

都人患疮痈，畏针不早开脓，致大伤阳气，后难收复。即以神效瓜蒌散二剂与服之，脓即射出，厥后果然疮口不收，汗出如珠，至日西则昏愦不省人事。予曰：虽脓已出，阳气终损，第未全脱耳。诊之，脾胃命门脉细弦，余浮无沉，按无力，此阳气虚也，以十全大补及补中益气出入服之，数十贴方愈，仍令再服八味丸数斤，无后患，不则，阳气终难恢复。以怠惰不如所言，来年十月间，前阳虚之症复作，流汗如珠，拭去复有。予曰：此少服八味丸之故。以补中益气加吴茱萸、破故纸、干姜，二三帖即减，数十帖而安。复教以服前丸，妹犹未果。又来年七月患伤风状，来告予欲药。予曰：此阳虚不卫外之故，以补中益气二帖服之。缘中气寒极，不甚应病，已十二三日矣。复召予视之，汗出流水，面赤，舌出不收，呕恶吐痰吐酸，昼夜不知人事，下泻清水，满口皆碎，膈中隔塞不通。诊其脉，十至余，有影无形，浮中沉俱无力，脉状难定，明知前症之虚寒，寻思东垣《此事难知》之旨，上吐下泻，此中气不和，脾胃虚寒之症也。即投理中汤加吴萸、姜汁炒山栀。一帖，上下皆通，舌收、喘定、痰止，遂索汤水，惟昏愦如故。再一帖，口疮尽愈。与十全大补汤，并服加减八味丸，二十剂余，两太阳各生小疖一二枚，前数脉尽退，方识人。自云：而昼夜如梦，今日方醒。九月尽，再诊之，豁大难明之脉已退，惟细弦耳，尚呃逆吐痰，重以六君加吴萸、干姜、砂仁、煨姜，一二剂呃止。复以异功散加干姜、吴萸及前二丸而愈。

邱子明，年五十外。左乳上发一肿，服消毒药，且不戒劳，又兼远行，遂肿大如盘，高一寸许，犹服前消毒剂，反增恶寒，不思食。余视之，六脉俱弦，微大，不和，无神。此阳气虚而脾胃亦虚寒之症。以枣大艾圆，傍逐一灸至中，以痛为度，积八十壮；服六君子汤加黄芪一钱，姜、桂各五分。一剂，至晚即睡，不觉天明，肿遂平，呕恶减半。再剂，呕恶去，饮食顿增。复用八珍汤去地黄，加芪、桂、姜如前，腐如瓜瓤，此阳气尚可作腐，可医之兆。予适他往，瘀死之肉剪迟，疮面连结，色黑如墨，重发热攻开。一方医为割之，热透遂凉，仍服消毒药，乃泄泻，日数十行，呕恶、渴甚、吐痛，疮紫黑。予归，急用六君加芪、姜、桂如前，煎送四神丸百粒。二剂，泄泻止半；三剂，肚痛、泄泻俱定，疮色变红，但渴不止，此真阴亏也。用八物去地黄加芪、姜，送下加减八味丸七十余粒，数十剂而愈。

一友，年二十外。左边睾丸并腰痛，医以大黄等药与之，约六七日矣，反发热、痛甚。此寒气着于内，着而不行也。余诊之，二尺沉按弱细，余俱洪数，且有滑意，予曰：此作痛将欲成脓，用真人活命饮加人参五分，及牛蒡子。一剂痛减，二剂痊愈。

蒋子贤，年四十外。因长途劳顿兼酒色，面若熏黑，橘黄带微黑也。无力不思食，六脉俱细，盗汗，恶心，作饱。用六君加苍术一钱，肉桂二分，干姜三分。六七剂，口知味，知饥。至三十帖，面红活，但作泻未止，与以四神丸。三四服而愈，第觉左边睾丸有肿意，此脾健运，湿热下流之故也。不及治之，复北行，酒色两兼，且受恼怒，重发热不安，与补中益气加羌活、蔓荆。一帖，热稍退，而阴子肿大如鹅子大，左脉洪，用小柴胡汤合四物加车前。一帖，不减，且溺则小便涩痛难出，口干，发热。更加龙胆泻肝汤加牛蒡子。七八帖，发热退去，口干亦减，溺亦不涩，睾丸肿软十八，又服数剂。服活命饮加牛蒡、人参，十数剂肿消。

王岐冈，年十七，读书坐久受寒，遂左边睾丸作痛。用真人活命饮加牛蒡、人参，八帖肿消。

陆起潜，右拗患肿作痛，六脉洪数，右关尤甚。用逍遥散加川芎，二帖而愈。予曰：洪，心脉也；数者，火旺水亏之征也；而右脉盛，气有余而血不足也。肝血不足，肝木生火，故脉洪数也。而右阴拗肿痛者，以右脉甚也，拗者，肝家部分，肝木为火所烁，则筋急，而拘挛肿痛也。以前汤清其热，养其血，培其根，故捷如影响也。

刘七官，年十七。遍身脓窠疮，其色红紫。余视之则跷足而卧，以隐曲处多疮，难于屈伸故耳，六脉俱洪大有力，数有七至。用加味逍遥散，四帖而愈。越二月，手足复患如前，六脉俱按洪人，以四物加术、陈、芪、门、味，八帖而愈。

伍姓，久患漏肿，肛口连臀尖流血不止。医以大黄末敷之，其肉渐黑硬麻，且病目，红筋满珠，开合不便。余视之，以逍遥加味者，添桃仁、连翘。十余剂服之，而红筋十退六七，而漏亦稍可。予复令揭去大黄，日灸艾十余壮，候痛即撤之，内服托里消毒散加破故纸，以其命门脉弦故也。服数十剂，此方去取一二味后，肉渐软红活而愈，亦教以服六味地黄丸加故纸、杜仲。